2024

합격 선배들의 맥 one pick!

퍼시픽 작업치료사 국시대비 문제집

OCCUPATIONAL THERAPY

정신과작업치료

6 V·O·L·U·M·E

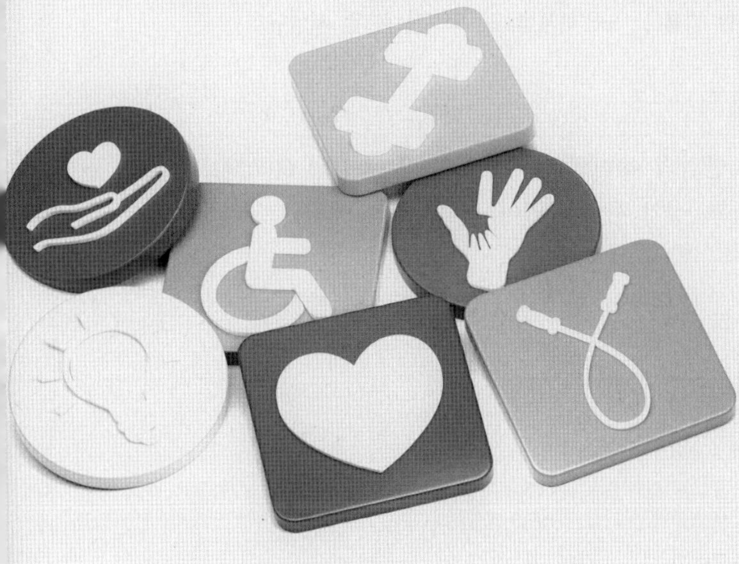

Pacific Books

작업치료사 국가시험
시험시간표 및 합격기준

시험과목

시험종별	시험 과목 수	문제수	배점	총점	문제형식
필기	3	190	1점/1문제	190점	객관식 5지선다형
실기	1	50	1점/1문제	50점	객관식 5지선다형

시험시간표

구분	시험과목(문제수)	교시별 문제수	시험형식	입장시간	시험시간
1교시	1. 작업치료학 기초 (70) 2. 의료관계법규 (20)	90	객관식	~08:30	09:00~10:10 (70분)
2교시	1. 작업치료학 (100)	100	객관식	~10:30	10:40~12:20 (100분)
3교시	1. 실기시험 (50)	50	객관식	~12:40	12:50~13:55 (65분)

* 의료관계법규 : 「의료법」, 「의료기사 등에 관한 법률」, 「장애인복지법」, 「정신건강증진 및 정신질환자 복지서비스 지원에 관한 법률」, 「노인복지법」과 그 시행령 및 시행규칙

합격기준

- 필기시험에 있어서는 매 과목 만점의 40퍼센트 이상, 전과목 총점의 60퍼센트 이상 득점한 자를 합격자로 하고, 실기 시험에 있어서는 만점의 60퍼센트 이상 득점한자를 합격자로 합니다.
- 응시자격이 없는 것으로 확인된 경우에는 합격자 발표 이후에도 합격을 취소합니다.

머·리·말

작업치료 분야는 그 어떤 영역보다 광범위하고 다차원적인 분야이다. 의학, 심리학, 사회학 등 인간 관련 다영역적 학문으로 매우 다양하고 복합적 성격을 지닌 학문이다. 국내 작업치료 역사는 한국전쟁을 시작으로 이미 반세기가 지났으며, 매우 다양한 분야로 진출하고 있다. 반면, 국내 작업치료의 교육 현실은 예전보다 많이 발전하였으나 전공 교육과정에 필요한 교재는 여전히 부족한 상태이며, 이로 인해 국가시험을 준비해야 하는 재학생들에게 큰 부담이 되고 있다. 이에 본 교재는 부족한 교육과정을 보충하고 중요한 내용들을 요약정리하므로 보다 쉽게 작업치료사 국가고시를 준비할 수 있도록 구성하였다.

최근 국가시험은 보다 전문적이고, 과학적이며, 다양한 문제들이 출제되는 경향을 보이고 있다. 과거 출간된 서적들 대부분이 암기형 문제 풀이식으로 구성되어 있어 국가시험을 준비하는 학생들에게 큰 도움을 주지 못했던 반면, 본 서적은 다양한 분야의 실기형·사례형 문제들을 탑재하는 동시에 풍부한 해설을 통해 체계적이고, 논리적 학습이 가능하도록 편집하였다.

본 교재는 학생들의 이해도를 높이기 위해 구체적이고, 보다 체계적인 해설과 매뉴얼을 제공하고 있으며, 실전 문제와 같은 문제들을 통해 국시 및 임상대비 능력을 극대화하고자 하였다. 국시에 필요한 전공과목의 체계적인 정리는 학생들 스스로 학습이 가능하도록 하였으며, 출제 비중이 높은 이론과 실기, 그에 따른 해설을 통해 학생들의 학습효과를 극대화하여 국가시험에 대한 자신감을 높여주고자 한다.

작업치료사 국가시험을 준비하는 모든 학생들에게 등대와 같은 교재가 되기를 희망하며…

2024년 4월

작업치료 국시연구회

CONTENTS

CONTENTS

2024 OCCUPATIONAL THERAPY

1

C·H·A·P·T·E·R

정신의학적 증상

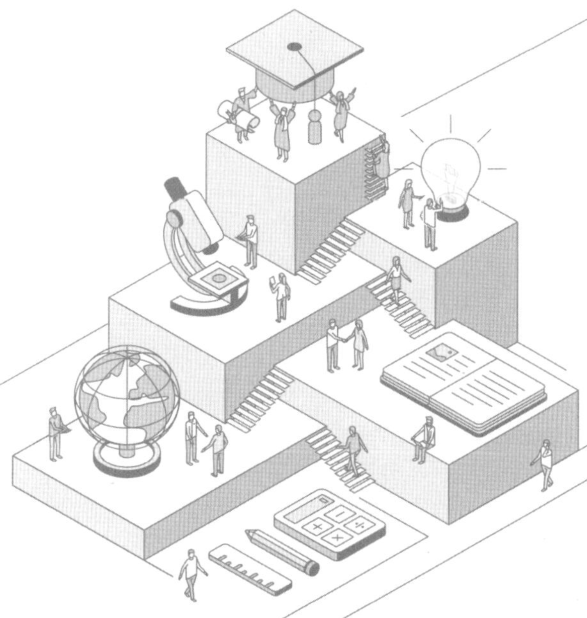

2024 OCCUPATIONAL THERAPY

예·상·문·제·풀·이

01

다음에서 설명하는 문제는 무엇인가?

- 비교적 유창하고 청각적 이해도 좋다
- 이름 말하기 능력은 현저하게 감소되어 있다

1) 보속증
2) 실인증
3) 명칭실어증
4) 청각실인증
5) 명백기억 손상

02

다음과 같은 문제 행동들을 포함하는 정신과적 장애는?

- 발모광(trichotillomania)
- 절도광(kleptomania)
- 병적 도박(pathological gambling)

1) 강박행동
2) 자동행동
3) 반복행동
4) 무의지증
5) 정좌불능증

문제해설

01 명칭 실어증(anomic aphasia)

- 실어증 중 가장 증세가 경미한 유형임
- 비교적 유창하고 청각적인 언어의 이해에도 거의 문제가 없음
- 따라 말하기는 가능하나 이름 말하기 능력이 현저하게 감소됨

답 3)

02 강박행동(compulsion)

- 정의 : 불합리한 줄 알면서도 특정행동을 하려는 반복적 욕구에 저항할 수 없을 때 나타남
- 사례
  - 의식(ritual)
    - 불안을 감소시킬 목적으로 자동적, 강박적 행동을 하는 것
    - 강박사고를 동반
  - 음주광(dipos−mania) : 강박적으로 술을 마시는 것
  - satyriasis와 nymphomania : 남녀에 시 과도히고 강박적인 성행위에 대한 욕구가 있을 때
  - 발모광(trichotillomania) : 강박적으로 머리털을 뽑는 행위
  - 절도광(kleptomania) : 강박적으로 훔치는 행동
  - 병적 도박(pathological gambling) : 도박하는 행동을 자제할 수 없을 경우
  - 외설증(coprolalia) : 욕설을 강박적으로 내뱉는 행동

답 1)

03

다음 설명하는 환각의 종류는 무엇인가?

> 30대 상지 절단환자는 절단된 부위가 존재하는 것처럼 지각해 사용하려고 한다

1) 환시(visual hallucination)
2) 환촉(tactile hallucination)
3) 환취(olfactory hallucination)
4) 신체환각(somatic hallucination)
5) 운동환각(kinesthetic hallucination)

문제해설

03 해설내용 참조

답 5)

환각(Hallucination)

Explanation

구분	설명
환시 (visual hallucination)	• 존재하지 않는 사물이 보이는 것
환청 (auditory hallucination)	• 실제로 없는 소리를 의미 있는 소리나 말소리로 듣는 것 • 의식이 명료한 상태에서는 정신분열병(조현병)이나 정동장애, 의식의 혼탁일 경우는 기질성 뇌 증후군 의심
환촉 (tactile hallucination)	• 실제로 어떤 물체가 피부에 접촉되고 있다고 느끼는 것 • 알코올중독, 진전섬망, 코카인중독, 정신분열병(조현병)
환취 (olfactory hallucination)	• 실제로 없는 냄새를 맡는 것 • 정신분열병(조현병)이나 측두엽에 병변이 있을 때
환미 (gustatory hallucination)	• 실제로 없는 맛을 지각하는 것
운동환각 (kinesthetic hallucination)	• 절단된 신체부분이 존재하는 것처럼 지각하는 환상지 • 사지의 모양이나 크기가 다르게 느껴지는 환각 • 몸이 움직이는 것 같이 느껴지는 환각
신체환각 (somatic hallucination)	• 신체 내 또는 신체를 향해 무언가 일어나고 있다는 환각

04

다른 행동이나 말을 하려고 하지만 새로운 동작이나 말로 넘어가지 못하고 반복적으로 같은 행동을 반복한다. 어떤 증상인가?

1) 틱(tic)
2) 혼수(coma)
3) 섬망(delirium)
4) 상동증(stereotype)
5) 보속증(perseveration)

문제해설

04 해설내용 참조

답 5)

정신의학적 증상

Explanation

1. 정신의학적 증상

1) **주의 산만**(distractability)
   - 주의를 충분한 기간 동안 유지하지 못하고 계속 다른 자극에 주의를 돌릴 때

2) **섬망**(delirium)
   (1) 급성 뇌증후군의 일반적 증상으로 급성임
   (2) 의식장애, 착란, 주의산만, 당황, 좌불안, 지남력 장애, 지리멸렬한 사고, 착각, 환각, 불안, 의심, 공포, 등의 증상과 경과의 변동이 심한 것이 특징임

3) **혼수**(coma)
   - 모든 정신활동과 신경조직의 기능이 마비

4) **틱**(tic)
   - 발작적 움직임을 말함

5) **상동증**(stereotype)
   - 같은 행동을 반복하는 것

6) **보속증**(perseveration)
   - 자신은 다른 행동이나 말을 하려고 하지만 정신기능의 장애로 새로운 동작이나 말로 넘어가지 못하고 반복적으로 같은 행동을 하는 것

7) **반향언어**(echolalia)
   - 주어진 말을 따라하는 것

05

섬망에 대한 설명으로 옳은 것은?

1) 일반적으로 회복되지 않는다
2) 증상이 잠행성으로 시작된다
3) 광범위한 기질적 뇌증후군이다
4) 초기에 의식수준의 변화가 없다
5) 지남력 장애는 발생하지 않는다

문제해설

05 해설내용 참조

답 3)

Explanation

섬망(delirium)

1. 개요

1) 급성적이고 광범위한 비특이적인 기질적 뇌증후군
2) 핵심증상
   • 의식, 주의, 지각, 사고, 기억, 정신운동행동(psychomotor behaviour), 감정, 수면, 각성 주기 등
3) 장애기간이 다양하며, 심각도 정도 역시 다양함

2. 임상양상

1) 의식(awareness)이 흐릿해지는 상태로 주의집중력곤란이 핵심증상임
   (1) 주의 집중, 유지 및 이동시키는 능력의 감퇴로 나타남
   (2) 환경, 시간, 그리고 자신에 대한 지남력(orientation)의 감퇴로 나타남
2) 비교적 단기간(수시간 내지 수일)에 발달하며 하루 동안에도 악화와 호전을 반복함
   • 주로 외부자극이 줄어드는 밤에 악화됨

3. 경과 및 예후

1) 급성으로 발병하여 증상이 수시간 내지 수일간 지속됨
2) 전체적으로 병의 과정은 유동적이고 비교적 짧은 것이 특징임

4. 치료

1) 원인을 확인하고 직접적인 내과적 또는 외과적 처치를 실시함
2) 일반적인 대중요법으로 영양, 전해질 및 수분의 균형을 이루도록 함
3) 환경적으로 평온을 유지하도록 함

06

다음은 어떤 질환의 DSM5 진단 기준 중 일부이다. 무엇인가?

> A. 다음의 증상 중 2개(또는 이상)가 있고… (생략)
> B. 장애가 발생한 이후로 상당 기간 동안, 일, 대인관계, 자기 돌봄 등과 같은 영역 가운데 하나 또는 그 이상에서의 기능 수준이 발병 이전에 성취한 수준보다 현저히 낮다
> C. 질병의 계속적인 징후가 최소 6개월 이상이다… (중략). A에 열거된 증상 중 2개 이상이 약화된 형태(예, 괴상한 믿음, 특이한 지각 경험)로 나타날 수 있다
> D. 분열정동장애와 정신병적 양상을 가진 기분장애 또는 양극성 장애가 배제되어야 한다
> (생략)

1) 조현병 2) 공황장애
3) 범불안장애 4) 분열성 성격장애
5) 외상 후 스트레스장애

문제해설

06 해설내용 참조

답 1)

DSM-5의 조현병(Schizophreniua)

Explanation

A. 다음의 증상 중 2개(또는 이상)가 있고, 그 각각이 1개월간의 기간(또는 성공적으로 치료되었을 경우는 그 이하) 중에 의미 있는 기간 동안 존재한다. 최소한 이들 증상 중 하나는 1,2 또는 3이어야 한다.
  1. 망상
  2. 환각
  3. 와해된 언어(예, 빈번한 일탈이나 지리멸렬)
  4. 전반적으로 혼란스러운 혹은 긴장성 행동
  5. 음성증상, 즉 감정적 둔마, 무언증 혹은 무의욕증

B. 장애가 발생한 이후로 상당 기간 동안, 일, 대인관계, 자기 돌봄 등과 같은 영역 가운데 하나 또는 그 이상에서의 기능 수준이 발병 이전에 성취한 수준보다 현저히 낮다(아동기나 청소년기에 발병한 경우에는 대인관계, 학업, 직업에서의 기대되는 성취에 실패한다.).

C. 질병의 계속적인 징후가 최소 6개월 이상이다. 그 6개월의 기간에는 최소한 1개월간(또는 성공적으로 치료받았을 경우는 그 이하) 진단기준 A(즉, 활성기 증상)에 맞는 증상이 있어야 하는 데, 전구증상 또는 잔류증상들을 포함할 수도 있다. 전구기 혹은 잔류기에는 장애의 증후들이 오로지 음성증상만으로 나타나거나, 혹은 진단기준 A에 열거된 증상 중 2개 이상이 약화된 형태(예, 괴상한 믿음, 특이한 지각 경험)로 나타날 수 있다.

D. 분열정동장애와 정신병적 양상을 가진 기분장애 또는 양극성 장애가 배제되어야 한다.
  그 근거는 다음 중 하나이다.
  1. 이 병의 활성기에 주요우울증, 조증 삽화가 동시에 나타나지 않는다. 또는
  2. 이 병의 활성기에 기분장애의 삽화가 나타난다면, 기분장애의 총기간이 이병의 활성기 및 잔류기 의 기간에 비해 짧다.

E. 이 장애가 물질(예, 약물남용, 투약)이나 다른 의학적 상태의 생리적 효과로 인한 것이 아니다.

F. 만일 소아기 발병의 자폐 스펙트럼 장애나 의사소통장애의 병력이 있으면, 현저한 망상이나 환각 포함 조현병의 증상들이 1개월 이상(또는 성공적으로 치료되었을 경우에는 그 이하) 존재할 경우에만 조현병의 추가진단이 가능하다.

07

다음 내용에 해당하는 정신의학적 증상은?

> 타동적으로 취해진 자세를 유지하려는 경향 때문에 관절 움직임이 밀랍과 같다

1) 강경증(catalepsy)
2) 상동증(stereotype)
3) 음송증(variegation)
4) 보속증(perseveration)
5) 납굴증(waxy flexibility)

08

정신과 환자인 50대 남성은 대화를 할 때 많은 불필요한 묘사를 거친 후 말하고자 하는 목적에 도달한다. 무엇인가?

1) 신어증(neologism)
2) 보속증(perseveration)
3) 지리멸렬(incoherence)
4) 우원증(circumstantiality)
5) 관념불일(flight of ideas)

문제해설

07 반복행동(repetitious activity)

- 상동증(stereotype) : 같은 행동을 반복하는 것
- 강경증(catalepsy) : 한 가지 자세를 계속 유지하는 것
- 납굴증(waxy flexibility) : 타동적으로 취해진 자세를 유지하려는 경향 때문에 관절 움직임이 밀랍과 같은 것
- 현기증(mannerism) : 같은 움직임을 반복하는 것
- 음송증(variegation) : 의미 없는 단어나 짧은 문장을 반복해서 발성하는 것
- 보속증(perseveration) : 자신은 다른 행동이나 말을 하려고 하지만 정신기능의 장애로 새로운 동작이나 말로 넘어가지 못하고 반복적으로 같은 행동을 하는 것

답 5)

08 사고진행의 장애(disorders in process of thought)

- 관념불일(flight of ideas) : 한 생각에서 다른 생각으로 계속 연상이 빨리 진행되며 목적에 도달하지 못하는 것
- 사고지체(retardation) : 사고의 시작과 진행이 느린 것
- 보속증(perseveration) : 한 관념이 지속적으로 반복 표현
- 우원증(circumstantiality) : 많은 불필요한 묘사를 거친 후 말하고자 하는 목적에 도달하는 경우
- 지리멸렬(incoherence)
  - 사고 진행이 와해되어 논리적 연결이 없음
  - 의미가 파괴된 언어로 구나 단어들이 흩어진 상태
- 차단(blocking) : 연상의 진행이 갑자기 중단되는 것
- 신어증(neologism) : 환자가 자기만이 아는 독특한 새로운 말을 조합하거나 창조하는 것
- 기타
  - 압축(condensation) : 여러 개념을 하나로 융합시키는 것
  - 엉뚱한 대답(irrelevant answer) : 질문에 맞지 않는 대답을 하는 경우
  - glossolalia : 전혀 알아들을 수 없는 단어로 신의 계시를 전달하는 것
  - 음송증(verbigeration) : 단어나 짧은 문장을 반복해서 발성하는 것

답 4)

09

다음 설명에 부합하는 질환은?

- DSM-5의 첫 번째 장애이다
- 각성 및 인식력의 저하가 있다
- 사고의 와해가 나타난다
- 수술 후 나타나기도 한다

1) 섬망
2) 치매
3) 조현병
4) 기억상실
5) 알츠하이머 장애

10

약물을 사용했을 때 효과가 점차 감소하여 같은 효과를 위해서는 점차 용량을 증가시켜야 하는 상태는?

1) 섬망
2) 내성
3) 관념분일
4) 교차내성
5) 경도인지장애

11

섬망의 특징에 대한 설명으로 옳은 것은?

1) 만성적이다
2) 감정의 문제는 없다
3) 점진적으로 발병한다
4) 각성수준은 떨어진다
5) 판단력과 기억력은 정상적 상태이다

문제해설

09 위 설명은 섬망에 대한 설명으로 섬망이란 DSM-5 첫 번째 장애로 기억력 손상, 지리멸렬한 말하기, 증상의 반복적인 재발, 분명한 생리학적 원인이 특징이다.

답 1)

10
- 관념분일 : 한 가지 생각에서 다른 생각으로 끊임없이 연상이 일어나며 의도했던 목적에 도달하지 못함
- 교차내성 : 약리작용이 비슷한 다른 약을 사용함으로써 생긴 양제작용에 대한 내성
- 경도인지장애 : 시간에 대한 지남력이 경미하게 소실되나 사회적 판단력은 대부분 유지되며, 건망증 정도의 기억소실이 있으나 일생생활은 유지되는 인지장애

답 2)

11 섬망은 급성으로 빠르게 발병하며 의식수준이 떨어지고 각성수준은 혼미하거나 흥분한 경우가 많다. 몇 시간에서 며칠 정도 인지기능장애를 경험하며 회복 가능성은 가역적이다. 기억장애가 특징으로는 기억의 등록이 어렵다.

답 4)

12

섬망의 예후 및 증상으로 옳은 것은?

1) 뇌손상의 징후는 없다
2) 수술 후 나타날 수 있다
3) 장기간에 걸쳐 증상이 나타난다
4) 의식의 장애는 있지만 지각의 장애는 없다
5) 감각자극이 많은 환경에 노출하면 회복이 좋다

문제해설

12 해설내용 참조

답 2)

섬망(delirium)

Explanation

1. 개요

1) 급성적이고 광범위한 비특이적인 기질적 뇌증후군
2) 핵심증상 : 의식, 주의, 지각, 사고, 기억, 정신운동행동(psychomotor behaviour), 감정, 수면, 각성 주기 등
3) 장애기간이 다양하며, 심각도 정도 역시 다양함
4) 원인 : 전신감염, 수술, 대사 장애 등

2. 임상양상

1) 의식(awareness)이 흐릿해지는 상태로 주의집중력곤란이 핵심증상임
   (1) 주의 집중, 유지 및 이동시키는 능력의 감퇴로 나타남
   (2) 환경, 시간, 그리고 자신에 대한 지남력(orientation)의 감퇴로 나타남
2) 비교적 단기간(수시간 내지 수일)에 발달하며 하루 동안에도 악화와 호전을 반복함
   (1) 주로 외부자극이 줄어드는 밤에 악화됨

3. 경과 및 예후

1) 급성으로 발병하여 증상이 수시간 내지 수일간 지속됨
2) 전체적으로 병의 과정은 유동적이고 비교적 짧은 것이 특징임

4. 치료

1) 원인을 확인하고 직접적인 내과적 또는 외과적 처치를 실시함
2) 일반적인 대증요법으로 영양, 전해질 및 수분의 균형을 이루도록 함
3) 환경적으로 평온을 유지하도록 함

13

다음 설명에 부합하는 의식의 장애는?

> 당황, 혼동, 지남력장애, 연상장애, 사고의 빈곤 등이 특징인 특수한 형태의 의식장애로 전형적으로 광범위한 뇌기능 손상 때 나타난다

1) 혼미(stupor)
2) 섬망(delirium)
3) 착란(confusion)
4) 몽롱상태(dream state, twilight state)
5) 의식의 혼탁(clouding of consciousness)

14

다음 정신과 환자의 수행에서 확인되는 증상은?

> • 타인의 상황을 고려하지 않고 말이 매우 빠르고 상황하며 논리적이지도 않다
> • 감정 상태는 주로 고양되어 있으며 산만한 것이 특징이다

1) 다변증(logorrhea)
2) 지남력장애(disorientation)
3) 명사 실어증(nominal aphasia)
4) 언어압박(pressure of speech)
5) 실행기능장애(executive dysfunction)

문제해설

13 의식의 장애(disturbances of consciousness)

- 의식의 혼탁(clouding of consciousness) : 감각자극에 대한 지각, 사고, 반응, 기억 등에 장애가 있는 것으로 주의가 산만하며 착란이 있고 이해력이 부족해짐
- 착란(confusion) : 당황, 혼동, 지남력장애, 연상장애, 사고의 빈곤 등이 특징인 특수한 형태의 의식장애로 전형적으로 광범위한 뇌기능 손상 때 나타남
- 몽롱상태(dream state, twilight state) : 의식과 무의식의 중간상태이며 섬망과 달리 심인성이 많으며 해리상태에서 전형적으로 나타남
- 섬망(delirium)
  - 급성 뇌증후군의 일반적 증상으로 보임
  - 의식장애, 착란, 주의산만, 당황, 좌불안, 지남력장애, 지리멸렬한 사고, 착각, 환각, 불안, 의심, 공포 등 증상과 경과의 변동이 심한 것이 특징
- 혼미(stupor) : 운동능력을 상실하게 되고 외부의 자극에 대해 거의 반응하지 않으나 때로는 강력한 동통자극에 의해 일시적으로 깰 수 있고, 약간의 의식이 남아 있을 수 있음
- 혼수(coma) : 모든 정신활동과 신경조직의 기능이 마비

답 3)

14

- 언어압박(pressure of speech) : 말이 많고 빠르며 중단시키기 어려울 때, 주로 조증상태에서 관찰
- 다변증(logorrhea) : 말은 많지만 논리적일 때
- 언어빈약(poverty of speech) : 말이 적고 대답이 단음절일 경우

답 4)

15

자신은 사회에 큰 죄를 짓고 살아가고 있으며, 그로 인해 자신은 벌을 받아 마땅하다고 생각하고 있는 남성이 늘 자신의 윤리의식에 대해 부정하고 죄책감에 있다면 어떤 문제인가?

1) 공황발작(panic attack)
2) 회피행동(avoidance behavior)
3) 예기불안(anticipatory anxiety)
4) 관계망상(delusion fo reference)
5) 자책망상(delusion of self-accusation)

문제해설

15 해설내용 참조

답 5)

망상의 종류

Explanation

1. 과대망상(delusion of grandeur)

- 자신이 위대하다, 전능하다, 부자라고 믿는 망상, 열등감, 불안정감에서 나옴

2. 피해망상(delusion of persecution)

- 누군가 자신을 해치려 한다는 망상, 대개 자신의 증오, 공격성이 투사된 결과

3. 관계망상(delusion fo reference)

1) 주변의 일이 자기 자신과 관련되었다는 망상
2) 누군가가 또는 신문, 라디오가 내 말을 하고 있다는 망상

4. 자책망상(delusion of self-accusation)

1) 죄의식과 자기징벌을 내용으로 하는 망상
2) 초자아가 심하게 비판적일 때 나타남
   (1) 죄망상, 빈곤망상, 병망상, 허무망상 등이 있음
3) 죄의식, 자존심손상, 자기징벌, 적개심 등이 투사된 결과

5. 조종망상(idea of control)

1) 자신이 타인에 의해 또는 미지의 존재에 의해 조종당한다는 망상
2) 사고흡입, 사고탈취, 사고전파 등

6. 질투망상(delusion of loving)

- 자신의 배우자나 사랑하는 사람이 부정하다고 믿는 것

7. 연애망상(delusion of loving)

1) 누군가 자기를 몹시 사랑하고 있다는 믿음
2) 존재하지 않는 사람 또는 죽은 사람이 자신을 사랑한다는 믿음
3) 유명인사가 신분 때문에 몰래 자기를 사랑한다고 믿음

8. 빙의망상(delusion of possession)

- 귀신, 악령, 동물이 자신의 몸속에 들어와 지배한다는 망상

16

본래 과거의 정체성을 잃고 새로운 다른 정체성을 가지고 새로운 환경으로 여행하거나 방황하는 착각은?

1) 둔주(fugue)
2) 미시증(micropsia)
3) 공감각(synesthesia)
4) 비현실감(derealization)
5) 이인증(depersonalization)

17

오늘 점심 식사 메뉴가 무엇이었는가에 대한 질문에 답을 하지 않으며, 평소 좋아하는 음식을 제공해도 거부하고 있다. 적개심, 증오, 공포의 표현이 특징이라면 해당 증상은?

1) 망상
2) 거절증
3) 강박행동
4) 공격행동
5) 행동감퇴

문제해설

16 착각(illusion)

- 감각자극을 잘못 해석하여 지각하는 것
- 착각은 강한 감정, 욕구, 충동 때문에 투사에 의해 일어남
  - 거시증(macropsia) : 사물이 크게 보이는 것
  - 미시증(micropsia) : 사물이 작게 보이는 것
  - 공감각(synesthesia) : 음악소리가 색채로 눈에 보이는 등 한 감각이 다른 감각의 형태로 지각되는 착각
  - anesthesia : 감정적 갈등 때문에 감각기능을 잃은 상태
  - 이인증(depersonalization) : 자신의 존재의 감각이 비현실적이거나 이상하고 낯선 것
  - 비현실감(derealization) : 환경이 비현실적이고 이상하며 변화된 느낌
  - 둔주(fugue) : 본래 과거의 정체성을 잃고 새로운 다른 정체성을 가지고 새로운 환경으로 여행하거나 방황하는 것을 말함

답 1)

17 거절증(negativism)

주어진 것에 대해 저항하거나 반대하는 행동, 질문에 대답하지 않고 음식을 거부하며 적개심, 증오, 또는 공포의 표현, 상대방에게 불안을 야기시키려는 목적 때문일 수도 있음

답 2)

18

다음에서 설명하는 사고진행의 장애는?

> 정신과 환자인 홍씨는 불필요한 묘사가 많으며 이러한 묘사 후 자신이 전달하고자 하는 목적에 도달한다

1) 사고지체(retardation)
2) 보속증(perseveration)
3) 지리멸렬(incoherence)
4) 우원증(circumstantiality)
5) 관념불일(flight of ideas)

19

다음 증상들에 해당하는 행동의 장애는?

> • 반향언어(echolalia)
> • 반향동작(echopraxia)

1) 강박행동(compulsion)
2) 자동행동(automatism)
3) 반복행동(repetitious activity)
4) 행동의 증가(increased activity)
5) 행동의 감퇴(decreased activity)

문제해설

18 사고진행의 장애(disorders in process of thought)

- 관념불일(flight of ideas) : 한 생각에서 다른 생각으로 계속 연상이 빨리 진행되며 목적에 도달하지 못하는 것
- 사고지체(retardation) : 사고의 시작과 진행이 느린 것
- 보속증(perseveration) : 한 관념이 지속적으로 반복 표현
- 우원증(circumstantiality) : 많은 불필요한 묘사를 거친 후 말하고자 하는 목적에 도달하는 경우
- 지리멸렬(incoherence)
  - 사고 진행이 와해되어 논리적 연결이 없음
  - 의미가 파괴된 언어로 구나 단어들이 흩어진 상태
- 차단(blocking) : 연상의 진행이 갑자기 중단되는 것
- 신어증(neologism) : 환자가 자기만이 아는 독특한 새로운 말을 조합하거나 창조하는 것

답 4)

19 자동행동(automatism)

명령자동증 (command automatism)	타인의 말에 강박적이고 자동적으로 따르는 것
반향언어 (echolalia)	주어진 말을 따라하는 것
반향동작 (echopraxia)	보여진 행동을 따라하는 것

답 2)

20

다음 설명에 부합하는 용어는?

- 외부 자극 없이 일어나는 유사 지각 경험이다
- 헛것을 보는 것이 사례이다

1) 우울
2) 분노
3) 환각
4) 망상
5) 강박

21

다음과 같은 임상적 특성을 지닌 질환은?

- 의식(awareness)이 흐릿해지는 상태로 주의집중력곤란이 핵심 증상이다
- 광범위한 뇌 조직기능의 저하로 인한 다양한 인지기능의 손상이 급성으로 발생된다
- 전신감염, 수술, 대사 장애 등이 원인이 될 수 있다
- 비교적 단기간(수 시간 내지 수일)에 발달하며 하루 동안에도 악화와 호전을 반복한다

1) 망상
2) 섬망
3) 불안장애
4) 정동장애
5) 전환장애

문제해설

20 위 설명은 환각에 대한 정의와 대표적인 예시이며 조현병의 한 증상이다.

답 3)

21 섬망(delirium)

- 개요
  - 급성적이고 광범위한 비특이적인 기질적 뇌증후군
  - 핵심증상 : 의식, 주의, 지각, 사고, 기억, 정신운동행동(psychomotor behaviour), 감정, 수면, 각성 주기 등
  - 장애기간이 다양하며, 심각도 정도 역시 다양함
  - 원인 : 전신감염, 수술, 대사 장애 등
- 임상양상
  - 의식(awareness)이 흐릿해지는 상태로 주의집중력곤란이 핵심증상임
    - 주의 집중, 유지 및 이동시키는 능력의 감퇴로 나타남
    - 환경, 시간, 그리고 자신에 대한 지남력(orientation)의 감퇴로 나타남
  - 비교적 단기간(수시간 내지 수일)에 발달하며 하루 동안에도 악화와 호전을 반복함
    - 주로 외부자극이 줄어드는 밤에 악화됨
- 경과 및 예후
  - 급성으로 발병하여 증상이 수시간 내지 수일간 지속됨
  - 전체적으로 병의 과정은 유동적이고 비교적 짧은 것이 특징임
- 치료
  - 원인을 확인하고 직접적인 내과적 또는 외과적 처치를 실시함
  - 일반적인 대중요법으로 영양, 전해질 및 수분의 균형을 이루도록 함
  - 환경적으로 평온을 유지하도록 함

답 2)

정신과작업치료

22

수술 후 의식의 장애가 생긴 K씨는 의식장애, 착란, 주의산만, 좌불안, 지남력장애, 지리멸렬한 사고, 환각, 불안, 공포 등이 나타나고 있다. 무엇인가?

1) 혼미(stupor)
2) 섬망(delirium)
3) 착란(confusion)
4) 몽롱상태(dream state)
5) 의식의 혼탁(clouding of consciousness)

23

당황, 혼동, 지남력장애, 연상장애, 사고의 빈곤이 특징이며, 전형적으로 광범위한 뇌기능 손상 때 나타나는 의식의 장애는?

1) 섬망
2) 착란
3) 혼미
4) 몽롱상태
5) 의식의 혼탁

문제해설

22 해설내용 참조

답 2)

23 해설내용 참조

답 2)

의식의 장애(disturbances of consciousness)

Explanation

의식의 혼탁 (clouding of consciousness)	• 감각자극에 대한 지각, 사고, 반응, 기억 등에 장애가 있는 것으로 주의가 산만하며 착란이 있고 이해력이 부족해짐
착란 (confusion)	• 당황, 혼동, 지남력장애, 연상장애, 사고의 빈곤 등이 특징인 특수한 형태의 의식장애로 전형적으로 광범위한 뇌기능 손상 때 나타남
몽롱상태 (dream state, twilight state)	• 의식과 무의식의 중간상태이며 섬망과 달리 심인성이 많으며 해리상태에서 전형적으로 나타남
섬망 (delirium)	• 급성 뇌증후군의 일반적 증상으로 보임 • 의식장애, 착란, 주의산만, 당황, 좌불안, 지남력장애, 지리멸렬한 사고, 착각, 환각, 불안, 의심, 공포 등 증상과 경과의 변동이 심한 것이 특징
혼미(stupor)	• 운동능력을 상실하게 되고 외부의 자극에 대해 거의 반응하지 않으나 때로는 강력한 동통자극에 의해 일시적으로 깰 수 있고, 약간의 의식이 남아 있을 수 있음
혼수(coma)	• 모든 정신활동과 신경조직의 기능이 마비

24

정신의학적 증상에서 자동행동(automatism)에 해당하는 것은?

1) 주어진 말을 따라한다
2) 반복적으로 같은 행동을 한다
3) 한 가지 자세를 계속 유지한다
4) 의미 없는 단어나 짧은 문장을 반복한다
5) 신체장애가 없음에도 불구하고 말을 하지 않는다

25

30세 남자가 의사와 면담 중 들뜬 표정으로 자신의 해외여행 이야기를 시작하다가 비행기의 승무원의 외모를 설명한 끝에 다시 해외여행지의 경관에 대해 이야기를 시작하였다. 관찰되는 정신병리는?

1) 우원증(circumstantiality)
2) 보속증(perseveration)
3) 작화증(confabulation)
4) 사고이탈(tangentiality)
5) 사고지체(retardation)

26

사고내용의 장애는?

1) 강박사고(obsession)
2) 사고지체(retardation)
3) 지리멸렬(incoherence)
4) 관념불일(flight of ideas)
5) 우원증(circumstantiality)

문제해설

24 자동행동에는 명령자동증, 반향언어, 반향동작 등이 있다.
2), 3), 4)는 반복행동, 5)는 행동감퇴에 해당한다.

답 1)

25 1) 우원증(circumstantiality) : 표현하고자 하는 생각을 중점적으로 뚜렷하게 설명하지 못하고 우회적으로 세세하고 지루하게 주변이야기와 함께 이끌어감
2) 보속증(perseveration) : 주제나 상황이 바뀌었음에도 불구하고 이전에 보였던 반응을 비정상적으로 반복하거나 지속하는 현상
3) 작화증(confabulation) : 이야기나 세부적인 사항들을 꾸며내어 기억의 틈을 매우는 행위
4) 사고이탈(tangentiality) : 생각하고 궁리하는 것이 어떤 범위에서 벗어나거나 빗나감
5) 사고지체(retardation) : 사고의 시작과 진행이 느린 것으로 흔히 목소리도 낮다.

답 1)

26 사고내용의 장애
사고경향, 망상, 강박사고, 공포증, 건강염려증 등

답 1)

정신과작업치료

27

사고 진행 과정의 장애에 해당하는 것은?

1) 강박
2) 망상
3) 다변증
4) 사고경향
5) 지리멸렬

28

정신과 환자인 50대 남성은 밀랍인형과 같은 움직임을 보이고 있다. 타동적인 자세를 유지하려고 하는 경향을 보이는 행동을 무엇이라 하는가?

1) 강경증(catalepsy)
2) 상동증(stereotype)
3) 현기증(mannerism)
4) 보속증(perseveration)
5) 납굴증(waxy flexibility)

29

정신과 환자인 40대 여성은 자신의 말을 하려고 하지만 새로운 단어로 넘어가지 못하고 반복적으로 같은 말만 하고 있다. 이 여성의 문제는?

1) 강경증(catalepsy)
2) 상동증(stereotype)
3) 현기증(mannerism)
4) 음송증(variegation)
5) 보속증(perseveration)

30

정신과 환자인 40대 남성은 의미 없는 단어나 짧은 문장을 계속 반복해서 말한다. 이러한 반복적 행동의 명칭으로 가장 타당한 것은?

1) 강경증(catalepsy)
2) 상동증(stereotype)
3) 음송증(variegation)
4) 보속증(perseveration)
5) 납굴증(waxy flexibility)

문제해설

27 지리멸렬(incoherence)

- 사고 진행이 와해되어 논리적 연결이 없음
- 의미가 파괴된 언어로 구나 단어들이 흩어진 상태

답 5)

28 해설내용 참조

답 5)

29 해설내용 참조

답 5)

30 해설내용 참조

답 3)

반복행동(repetitious activity)

Explanation

상동증(stereotype)	같은 행동을 반복하는 것
강경증(catalepsy)	한 가지 자세를 계속 유지하는 것
납굴증(waxy flexibility)	타동적으로 취해진 자세를 유지하려는 경향 때문에 관절 움직임이 밀랍과 같은 것
현기증(mannerism)	같은 움직임을 반복하는 것
음송증(variegation)	의미 없는 단어나 짧은 문장을 반복해서 발성하는 것
보속증(perseveration)	자신은 다른 행동이나 말을 하려고 하지만 정신기능의 장애로 새로운 동작이나 말로 넘어가지 못하고 반복적으로 같은 행동을 하는 것

31

다음 중 신경성 식욕부진(anorexia nervosa)의 증상으로 적절하지 않은 것은?

1) 살찌는 것에 대한 강박적 혐오로 단식
2) 단식을 알리기 위한 공개적 제거행동
3) 심한 신체왜곡
4) 음식에 대한 집요한 생각
5) 음식섭취량의 극단적 축소

32

다음 중 소발작(absence seizure)에 대한 설명으로 적절한 것은?

1) 근육 긴장도의 감소가 뚜렷하다
2) 단일 근육의 수축으로 나타난다
3) 약 30초간 지속되며, 눈 깜빡임 또는 눈 돌림은 관찰된다
4) 1분 이상 의식과 움직임 소실이 지속된다
5) 씰룩거림(twitching) 증상이 나타난다

문제해설

31 신경성 식용부진

1) 살찌는 것에 대한 강박적 혐오로 단식을 한다.
2) 식사 후 고의적 구토 등의 제거행동이 비밀스럽게 일어난다.
3) 자기 체중이나 체형에 대해 체험되는 방식에 왜곡이 있다.
   → 심한 신체왜곡
4) 음식에 대한 집요한 생각이 있음에도 단식이나 제거행동이 있다.
5) 체중증가를 막기 위해 음식섭취량의 극단적으로 축소한다.

답 2)

32 소발작(absence seizure)

약 30초간 지속되며, 의식저하와 움직임 소실(눈 깜빡임 또는 눈 굴리기를 제외)이 나타난다. 동반되는 증상에는 멍한 응시(glazed look), 공간 응시(staring into space), 환경 무인식(unaware of environment) 등이 있다.

답 3)

33

40대 남성은 수술 후 지각장애로 인한 환각, 지리멸렬한 사고, 보속증과 같은 증상을 보이고 있다. 무엇인가?

1) 섬망
2) 간질
3) 정신분열
4) 공황장애
5) 건망장애

문제해설

33 해설내용 참조

답 1)

섬망

Explanation

1. 원인

1) 요인
   (1) 전신감염, 수술 후 상태, 대사 장애, 저산소증, 저혈당증, 전해질 불균형, 긴장 또는 신장질환, 티아민 결핍, 약물중독 및 금단, 고혈압성 뇌증후군 등
   (2) 각종 약물의 남용
2) 위험요소
   • 높은 연령, 심장수술, 화상, 뇌손상, 약물금단 및 후천성 면역결핍증후군 등

2. 임상양상

1) 의식의 혼탁
   • 집중력, 지각장애가 생겨 착각, 환각, 해석에 착오가 나타남
2) 언어장애
   (1) 사고의 흐름이 지리멸렬하고 체계 없음
   (2) 말을 토막 내서 구사함
   (3) 보속증을 보임
3) 각성상태
   (1) 심해질 수도 있고 감퇴될 수도 있음
   (2) 각성상태가 심할 때 홍조, 창백, 진땀, 심계항진, 동공상태, 오심, 구토, 고열 등
4) 정신운동성 활동
   (1) 안절부절 못하거나 과잉행동을 보임
   (2) 행동저하를 보이기도 함
   (3) 불안, 졸림, 불면증, 악몽, 일시적 환각 등
5) 신경학적 증상
   • 여러 형태의 진전을 볼 수 있음

34

행동의 감퇴에 대한 종류와 증상의 연결이 옳은 것은?

1) 함구증 — 말을 하지 않는 상태
2) 무의지증 — 운동이 마비된 상태
3) 무운동증 — 같은 행동을 반복함
4) 무력증 — 같은 생각을 반복하는 상태
5) 기립보행불능증 — 정상적으로 걸을 수 있지만 누워만 있는 상태

35

다음 중 사고진행의 장애인 것은?

1) 망상
2) 강박사고
3) 환각
4) 우원증
5) 자동행동

36

다음은 사고장애 중 무엇에 해당하는가?

> 작업치료사 : 무엇 때문에 여기에 왔습니까?
> 환자 : 나는 처음으로 여기에 왔습니다. 그런데 조깅하는 동안에 발에 상처를 입었습니다. 그것은 심근경색에 도움이 되지 않지만, 아스피린은 좋습니다. 그러나 나는 약을 먹는 것을 좋아하지 않습니다

1) 음송증
2) 우원증
3) 보속증
4) 사고의 이탈
5) 사고의 비약

문제해설

34 행동감퇴(decreased activity)

- 정신운동이 느린 것이며 말도 적고 움직임도 적음
- 우울증에서 전형적으로 나타남
- 함구증(mutism)
  - 신체장애 없이 나타나는 말이 없는 상태
- 무력증(anergia)
  - 힘이 없는 상태
- 무의지증(abulia)
  - 행동이나 사고할 욕구가 없는 상태로서 행동의 결과에 대해 무관심한 것
- 기립보행불능증(asatsia abasia)
  - 정상적으로 걸을 수 없는 상태
  - 보행이 괴상한 형태를 띰
  - 앉거나 누워서는 다리를 잘 움직임
- 무운동증(akinesia)
  - 신체적 운동의 결핍상태

답 1)

35 사고진행의 장애

관념불일, 사고지체, 보속증, 우원증, 지리멸렬, 차단, 신어증

답 4)

36 사고의 비약

대상자의 생각과 대화가 한 주제에서 다른 주제로 빠르게 진행되는 현상

답 5)

정신과작업치료

37

다음 설명하는 내용은 무엇인가?

> 자신은 다른 행동이나 말을 하려고 하지만 정신기능의 장애로 새로운 동작이나 말로 넘어가지 못하고 반복적으로 같은 행동을 한다

1) 강경증(catalepsy)
2) 상동증(stereotype)
3) 현기증(mannerism)
4) 보속증(perseveration)
5) 납굴증(waxy flexibility)

문제해설

37 해설내용 참조

답 4)

반복행동(Repetitious activity)

Explanation

상동증(stereotype)	• 같은 행동을 반복하는 것
강경증(catalepsy)	• 한 가지 자세를 계속 유지하는 것
납굴증(waxy flexibility)	• 타동적으로 취해진 자세를 유지하려는 경향 때문에 관절에서의 움직임이 밀랍과 같은 것
현기증(mannerism)	• 같은 움직임을 반복하는 것
음송증(variegation)	• 의미 없는 단어나 짧은 문장을 반복해서 발성하는 것
보속증(perseveration)	• 자신은 다른 행동이나 말을 하려고 하지만 정신기능의 장애로 새로운 동작이나 말로 넘어가지 못하고 반복적으로 같은 행동을 하는 것

38

38세의 남성은 의미 없는 단어나 짧은 문장을 반복하고 있다. 또한 42세 여성은 한 자세를 계속 유지하며 자세를 바꾸지 않고 있다. 각각의 증상으로 올바른 조합은?

1) 38세 남성－음송증, 42세 여성－납굴증
2) 38세 남성－현기증, 42세 여성－상동증
3) 38세 남성－보속증, 42세 여성－납굴증
4) 38세 남성－음송증, 42세 여성－강경증
5) 38세 남성－상동증, 42세 여성－강경증

문제해설

38 해설내용 참조

답 4)

사고과정의 장애

Explanation

용어	설명
사고의 비약 (flight of idea)	• 연상활동이 지나치게 빨라 대상자의 생각과 대화가 한 주제에서 다른 주제로 빠르게 진행되는 현상
연상의 이완 (looseness of association)	• 사고가 단편적으로 보임 • 하나의 생각이 다음 생각으로 분명하게 연결되지 못함
지리멸렬	• 사고의 논리성이 없어 말의 앞뒤가 맞지 않고 일관성이 없음 • 횡설수설함
지연 (retardation)	• 연상속도가 느리거나 때로는 연상이 거의 이루어지지 않아 사고가 원활하지 못함
두절 (blocking, 차단)	• 뚜렷한 이유 없이 사고의 흐름이나 문장이 중간에서 갑자기 정지됨
사고의 박탈 (deprivation of thinking)	• 사고의 단절이 매우 심해 아예 처음부터 전혀 생각나지 않는 것
우회증 (circumstantiality)	• 의도했던 사고 목표에 도달하지만 여러 가지 불필요한 내용으로 탈선하여 빙빙 돎
사고의 이탈 (tangentiality)	• 빗나간 사고가 다시 중심 요점으로 돌아오지 못 해 결과적으로 처음 의도한 생각이나 목표에 도달하지 못함
보속증 (perseveration)	• 화제를 바꾸려는 노력과 새로운 자극에도 불구하고 떠올랐던 생각이 계속해서 떠올라 사고의 진행이 제자리에서 맴돌고 더 이상 진전되지 않는 현상
음송증 (verbigeration)	• 언어의 상동증 • 의미 없는 말을 지속적으로 반복함
고도의 추상적 사고 (abstract thinking)	• 수학적 계산이나 과학적 사고와 같은 특정한 어느 분야에 고도의 추상능력이 있는 경우
Word salad	• 지리멸렬의 극심한 형태 • 전혀 무관해 보이는 일련의 단어들만 나열함
실어증 (aphasia)	• 좌측 뇌반구의 손상으로 오는 언어 장애
연상 (clang association)	• 음이 비슷한 것끼리 계속 반복하는 현상

2

C·H·A·P·T·E·R

신경인지장애
(치매·섬망 등)

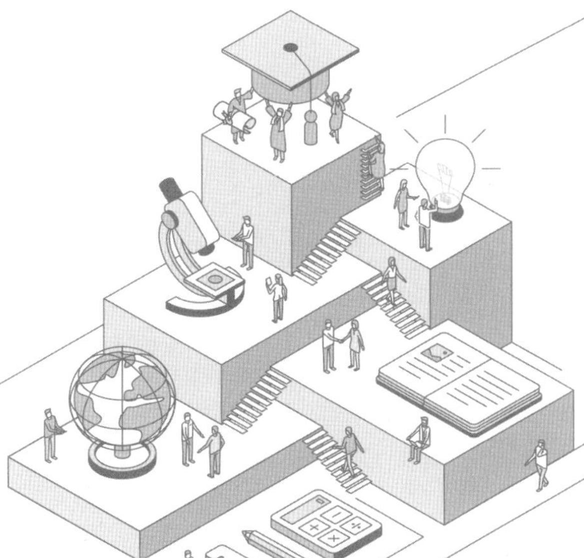

예·상·문·제·풀·이

01

다음 중 HIV치매에 대한 설명으로 옳은 것은?

1) 갑작스럽게 발병한다
2) 사지 실행증을 동반한다
3) 최근기억손상이 특징이다
4) CNS 감염으로 발생된다
5) 흑색질의 퇴화가 원인이다

02

전두측두엽의 변성(frontotemporal lobar degeneration)으로 인해 신경세포 내에 tau 단백질이 모여 발생하는 신경인지장애(치매)는?

1) 피크병에 의한 치매
2) 루이체에 의한 치매
3) 뇌외상에 의한 치매
4) 프리온병에 의한 치매
5) 연탄가스 중독에 의한 치매

03

AIDS 치매 증후군의 단계와 내용이 옳은 것은?

1) 0 단계 : 사지마비이다
2) 0.5 단계 : 거의 식물인간이다
3) 1 단계 : 약하지만 확실한 지적능력의 결여가 나타난다
4) 2 단계 : 지팡이가 필요하거나 도움 없이 걸을 수 있다
5) 3 단계 : 주요 지적장애가 나타나며 도움 없이 걸을 수 있다

문제해설

01 HIV치매는 중추신경계 감염으로 인해 발생되며 기억, 집중력에 천천히 영향을 미친다. 임상증상으로는 다리 근력약화, 균형기능 상실, 불안정한 보행 등이 있다.

1) 갑작스럽게 발병한다. : 혈관성 치매
2) 사지 실행증을 동반한다. : 변종야콥병
3) 최근기억손상이 특징이다. : 알츠하이머 치매
5) 흑색질의 퇴화가 원인이다. : 루이체 치매

답 4)

02 피크병에서의 치매 (dementia in pick disease)

- Arnold Pick 교수가 1892년에 기술함
- 피크병
  - 보기 드문 신경변성 장애
  - 증상은 실어증과 전두측두엽치매이며, 기타 불안, 대인관계 회피, 인격과 행동의 변화 등을 보임
  - 점진적으로 진행하며, 2~10년 내에 사망함
- 병리학
  - 전두측두엽의 변성(frontotemporal lobar degeneration)으로 신경세포 내에 tau 단백질이 모여 Pick bodies를 형성함

답 1)

03
- 3단계 : 주요 지적장애가 나타나며 도움 없이 걸을 수 없다.
- 4단계 : 거의 식물인간, 기본적인 인지, 양하지마비 & 사지마비 나타난다.

답 3)

04

섬망 시 동반되는 증상 중 그 성격이 다른 하나는?

1) 우울감(depressed mood)
2) 진전(tremor)
3) 간대성경련(myoclonus)
4) 쓰기장애(dysgraphia)
5) 구성행위상실증(constructional aphasia)

05

매우 경한 인지저하로 진단 받은 1단계 알츠하이머 환자가 퇴원하려고 한다. 퇴원 시 치료로 거리가 먼 것은?

1) 환자교육
2) 활동 증진
3) 기억력 증진
4) 보호자 교육
5) 보행기술 향상

06

Wilson 병은 열성유전에 의한 선천적 대사장애이다. 황달, 구음장애, 삼킴장애, 보행장애, 정서장애, 감정조절 장애 등의 증상이 발생하는 이 질환의 원인이 되는 물질은 무엇인가?

1) 납
2) 수은
3) 구리
4) 질소
5) 이산화탄소

07

섬유공장 근로자가 혼자서 공장에서 일을 하고 있는데, 실을 뽑는 기계에서 어머니 목소리가 들린다. 이 환자의 정신병리 현상은?

1) 착각
2) 착란
3) 환각
4) 공감감
5) 비현실감

문제해설

04 1) 정신운동 증상
2)~5) 신경학적 증상

답 1)

05 알츠하이머병
- 일반적으로 인지의 문제는 가진 질환임
- 치료의 포커스는 기억력과 기능의 유지가 됨

답 5)

06 Wilson병
- 뇌와 신장에 동(구리)의 축적이 원인
  - 열성유전에 의한 선천적 대사 장애
- 신체적 증상
  - 황달, 손톱의 blue moon, 아미노산의 요증, 배설증가, 진전, 강직, 구음장애, 삼킴 장애, 침 흘림, 보행장애, 경련 등이 나타남
- 정신적 증상 : 과민, 우울, 정서불안정, 흥분, 폭발적인 웃음, 유아와 같은 사고방식, 정신병 등
- 치료 : Penicillamine, 항우울제, 항정신병 약물

답 3)

07 환각의 종류 : 환시, 환청, 환촉, 환미, 운동환각
환청-실제로 없는 소리를 의미 있는 소리나 말소리로 듣는 것

답 3)

08

치매임상평가척도(Clinical Dementia Rating)에서 항목 점수가 가장 높은 것은?

1) 사람에 대한 지남력만 유지된다
2) 아주 간단한 집안일만 할 수 있다
3) 사회활동에 있어서 약간의 지장이 있다
4) 옷입기, 개인위생, 개인 소지품 유지에 도움이 필요하다
5) 중등도의 기억장애로 최근 일에 대한 기억장애가 더 심하다

09

노인 알츠하이머 환자의 정신역동 커뮤니케이션 그룹(psychodynamic communication group)에 대한 내용으로 틀린 것은?

1) 상호교류가 이루어져야 한다
2) 개인의 감정을 표현할 수 있어야 한다
3) 의사소통이 이루어질 수 있어야 한다
4) 다양한 직업군을 지닌 사람이 많을수록 좋다
5) 급성기 환자나 공격성을 지닌 환자의 참여도 가능하다

10

다음과 같은 진행을 보이는 질환은?

- 시작 : 서서히 일정하게 점진적으로 진행한다
- 초기 : 기억장애가 유일한 증세이다
- 중기 : 갖가지 지각장애가 두드러지게 나타난다
- 말기 : 완전히 말이 없어지고 주의력이 결여되며, 지적 능력의 상실, 인격 및 행동의 변화가 나타난다

1) 섬망
2) 조현병
3) 공황장애
4) 양극성 장애
5) 알츠하이머형 치매

문제해설

08 1) 3점
2) 2점
3) 0.5점
4) 2점
5) 1점

답 1)

09 커뮤니케이션 그룹(psychodynamic communication group)에서는 급성기 환자나 공격성을 지닌 환자의 참여는 바람직하지 않다.

답 5)

10 알츠하이머형 치매

증상의 시작	• 서서히 일정하게 점진적으로 진행함
초기	• 기억장애만 유일한 증세 – 무감동, 일관성 결여, 사회교류로부터의 은둔 등 미묘한 인격변화가 올 수 있음
중간기	• 갖가지 지각장애가 두드러지게 나타남 • 행동이나 인격이 더 명확히 영향을 받음
후기	• 완전히 말이 없어지고 주의력이 결여됨 • 지적 능력의 상실 : 기억력, 판단력, 추상적 사고 • 기타 고유 피질 기능의 장애와 인격 및 행동의 변화가 나타남 • 점차 완전히 자신을 돌볼 수 없는 상태가 되어 사망하게 됨

답 5)

정신과작업치료

11

다음 보기는 평가 결과이다. CDR 점수는?

- 기억장애가 없지만 경미한 건망증이 있다
- 시간에 대한 지남력은 상실되어 있고 장소에 대한 지남력 역시 자주 손상된다
- 옷 입기, 개인위생, 개인 소지품의 유지에 도움이 필요하다

1) 0 단계
2) 0.5 단계
3) 1 단계
4) 2 단계
5) 4 단계

문제해설

11 해설내용 참조

답 2)

CDR

Explanation

1. 평가 내용

- 기억력
- 지남력
- 판단력과 문제해결 능력
- 사회활동
- 집안 생활과 취미
- 위생 및 몸치장

2. 평가방법

1) 환자 및 보호자와 자세한 면담을 통하여 여섯 가지 영역의 기능을 파악한 뒤 각 영역의 점수를 결정함
2) 각 영역에서 0부터 5점까지(0, 0.5, 1, 2, 3, 4, 5) 점수를 매김
3) 6가지 영역의 점수를 고려하여 최종 CDR 점수를 계산함
   (1) 여섯 영역의 점수를 모두 합산한 “Sum of Boxes(CDR-SB)”를 계산
   (2) 기억력 검사를 기준으로 “전체 CDR 점수(Global score)”를 결정함

3. 점수계산

1) 기억력 점수가 '0'인 경우
   - 타 항목도 전부 0이거나 한 가지가 0.5인 경우 : CDR=0으로 하고 그 외의 경우는 CDR=0.5로 함
2) 기억력 점수가 0.5인 경우
   - 나머지 항목 중 적어도 3가지가 1이상 되어야 CDR=1로 하고, 그 외의 경우는 CDR=0.5로 함
3) 기억력 점수가 1, 2, 3, 4, 5인 경우
   - 기억력을 제외한 5 항목 중 3가지 이상의 항목이 공통되는 점수를 CDR 점수로 함(단, 이때 세 가지 항목이 기억력 점수보다 높은(또는 낮은) 점수로 일치하고, 또 다른 두 가지 항목이 기억력 점수보다 낮은(또는 높은) 점수로 일치할 때는 기억력 점수를 전체 CDR 점수로 함)
4) 그 외의 경우
   - 기억력 점수보다 큰 쪽이든 작은 쪽이든 한쪽으로 치우치면서 흩어진 경우는 기억력 점수에 가장 가까운점수를 전체 CDR 점수로 함
   - 예) 기억력과 한 가지 항목=3, 두 항목=2, 남은 두 항목=1; CDR=2). 또 한 개나 두 개 항목의 점수가 기억력 점수와 일치하고, 나머지 항목 점수는 기억력 점수의 양 쪽으로 두 개 이하씩 흩어진 경우 : 기억력 점수를 전체 CDR 점수로 함
   - 기억력 점수가 1이상인 경우는 전체 CDR 점수는 '0'이 될 수는 없음
   - 예) 기억력을 제외한 다른 항목들이 대부분 '0'이면
     CDR=0.5가 됨

4. 점수 및 결과해석

- CDR 0 : '치매가 아님(none)'
- CDR 0.5 : '치매가 의심스러움(questionable)'
- CDR 1 : '경함(mild)'
- CDR 2 : '중등도(moderate)'
- CDR 3 : '심함(severe)'
- CDR 4 : '매우 심함(profound)'
- CDR 5 : '말기(terminal)' 치매를 의미함

5. 기타(주의점)

- 인지장애로 인한 기능의 저하만을 평가해야 함
  - 신체적 질병(예를 들어 뇌졸중으로 인한 마비), 사회적, 정서적인 문제로 인한 기능의 저하는 평가에 고려하지 않음

Clinical Dementia Rating(CDR)

	CDR 0	CDR 0.5	CDR 1	CDR 2	CDR 3
기억력 Memory	기억장애가 전혀 없거나 경미한 건망증이 때때로 나타남	경하지만 지속적인 건망증; 사건의 부분적인 회상만 가능; "양성 건망증"	중등도의 기억장애; 최근 것에 대한 기억장애가 더 심함; 일상생활에 지장이 있음	심한 기억장애; 과거에 반복적으로 많이 학습한 것만 기억; 새로운 정보는 금방 잊음	심한 기억장애; 부분적이고 단편적인 사실만 보존됨
지남력 Orientation	정상	시간에 대한 경미한 장애가 있는 것 외에는 정상	시간에 대해 중등도의 장애가 있음; 사람과 장소에 대해서 검사상으로는 정상이나 실생활에서 길 찾기에 장애가 있을 수 있음	시간에 대한 지남력은 상실되어 있고 장소에 대한 지남력 역시 자주 손상됨	사람에 대한 지남력만 유지되고 있음
판단력과 문제해결 능력 Judgment and Problem solving	일상생활의 문제를 잘 해결하고 사업이나 재정문제도 잘 처리함; 과거에 비해 판단력은 아직 좋음	문제해결능력, 유사성, 상이성 해석에 대한 경미한 장애	문제해결능력, 유사성, 상이성 해석에 대한 중등도의 장애; 사회생활에 대한 판단력은 대부분 유지되어 있음	문제해결, 유사성, 상이성 해석에 심한 장애; 사회생활에서의 판단력이 대부분 손상됨	판단이나 문제해결이 불가능함
사회활동 Community Affairs	직장생활, 물건사기, 자원봉사, 사회적 활동 등에서 보통수준의 독립적 기능이 가능함	이와 같은 활동에 있어서의 장애가 의심되거나 약간의 장애가 있음	이와 같은 활동의 일부에 아직 참여하고 있고 언뜻 보기에는 정상활동을 수행하는 것처럼 보이나 사실상 독립적인 수행이 불가능함	집 밖에서 독립적인 활동을 할 수 없으나 외견상으로는 집 밖에서도 기능을 잘 할 수 있어 보임	집 밖에서 독립적인 활동을 할 수 없고 외견상으로도 가정을 떠나 외부에서는 정상적인 기능을 할 수 없어 보임
집안생활과 취미 Home and Hobbies	집안생활, 취미생활, 지적인 관심이 잘 유지되어 있음	집안생활, 취미생활, 지적인 관심이 다소 손상되어 있음	집안생활에 경하지만 분명한 장애가 있고, 어려운 집안일은 포기된 상태임. 복잡한 취미나 흥미(예를 들어 바둑)는 포기됨	아주 간단한 집안일만 할 수 있고, 관심이나 흥미가 매우 제한됨	집안에서 의미 있는 기능 수행이 없음
위생 및 몸치장 Personal Care	정상		가끔 개인위생에 대한 권고가 필요함	옷 입기, 개인위생, 개인 소지품의 유지에 도움이 필요함	개인위생과 몸치장의 유지에 많은 도움이 필요하며, 자주 대소변의 실금이 있음

12

정신분열병(조현병)과 섬망을 감별하는 기준은?

1) 불면
2) 환청
3) 주의력 장애
4) 의식의 변동
5) 불충분한 정동

13

다음 환자에게 가장 적합한 진단은?

> 골절로 인해 수술을 받은 70세 환자가 수술 후 다음 날부터 안절부절 못하고 잠을 안자고 소리를 지르는 과다행동을 보이고, 날짜와 숫자 계산의 어려움을 보인다

1) 치매
2) 섬망
3) 불안장애
4) 정동장애
5) 전환장애

14

알츠하이머 병과 가장 관계 깊은 해부학적 구조물은?

1) 시상과 연수
2) 연수와 척수
3) 시상과 기저핵
4) 소뇌와 대뇌피질
5) 대뇌피질과 히포캄프스

문제해설

12 섬망의 특징

- 의식의 혼탁
  - 집중력, 지각장애가 생겨 착각, 환각, 해석 착오가 나타남
- 언어장애
  - 사고의 흐름이 지리멸렬하고 체계 없음
  - 말을 토막 내서 구사
  - 보속증을 보임
- 각성상태
  - 심해질 수도 있고 감퇴될 수도 있음
  - 각성상태가 심할 때 홍조, 창백, 진땀, 심계항진, 동공상태, 오심, 구토, 고열 등
- 정신운동성 활동
  - 안절부절 못하거나 과잉행동을 보임
  - 행동저하를 보이기도 함
  - 불안, 졸림, 불면증, 악몽, 일시적 환각 등
- 신경학적 증상을 동반
  - 여러 형태의 진전을 볼 수 있음

답 4)

13 섬망(delirium)

- 광범위한 뇌 조직기능의 저하 → 인지기능의 손상으로 급성이며 다양한 증상이 나타남
- 요인 : 전신감염, 수술 후 상태, 대사장애, 저산소증, 저혈당증, 전해질 불균형, 간장 또는 신장질환, 티아민 결핍, 약물중독 및 금단, 고혈압성 뇌증후군 등

답 2)

14 Alzheimer's Disease

- 중추 신경계(CNS)의 퇴행적 변화
  - 대뇌 피질(cerebral cortex)과 히포캄프스(hippocampus)에 발생
  - 폭넓게 퍼지는(diffuse) 손상
- 염증 반응(inflammatory process)
  - 피질과 림빅(cortical and limbic) 신경의 단백질이 원인
  - 두 신경의 단백질이 비정상적인 과정(abnormal metabolic process)을 통해 교차 결합됨
- 신경원성(neurogenerative process)
  - 세포벽(cell membrane), 효소, DNA, 단백질의 손상
- 기타

답 5)

정신과작업치료

15

다음에 사용된 중재법은?

> • 진단 : 치매
> • 중재내용
>   – 수첩을 사용하여 할 일을 메모한다
>   – 요리시간 알람을 사용해 시간을 알려준다

1) 행동치료
2) 회상훈련
3) 재활적 접근
4) 감각운동 접근
5) 인지재활 훈련

16

치매환자에게 사용하는 평가도구로 가장 적합한 것은?

1) SIPT
2) MMSE
3) E-LAP
4) DDST
5) Wee FIM

문제해설

15 보상적 중재를 이용한 재활적 FOR을 사용한 사례이다

답 3)

16 MMSE(Mini-Mental State Examination)

- 사용목적
  - 인지 검사, 치매 선별 검사
- 검사항목
  - 지남력, 기억력, 주의집중, 계산, 기억회상, 시공간 구성능력, 언어능력
- 세계적으로 널리 이용되고 있음
- 우리나라의 경우 2가지 유형이 있음
  - 한국형 간이정신상태 검사(K-MMSE)

답 2)

MMSE

Explanation

1. MMSE(Mini-Mental State Examination)

1) 사용목적
   - 인지 검사, 치매 선별 검사
2) 검사항목
   - 지남력, 기억력, 주의집중, 계산, 기억회상, 시공간 구성능력, 언어능력
3) 세계적으로 널리 이용되고 있음
4) 우리나라의 경우 2가지 유형이 있음
   - 한국형 간이정신상태 검사(K-MMSE)
5) 개발 당시의 MMSE의 문항을 그대로 번안함
   - 간이정신상태 검사－한국판(MMSE-K)

6) 문맹자들에게 사용할 수 있도록 일부분을 변경함

7) 결과 해석

(1) 전체 문항을 점수로 계산함

(2) 대답을 거부하는 문항이 많으면 해석이 부적절함

(3) 30점 만점

(4) 24점 이상 : 정상으로 인지기능 장애의 인지적 손상 없음을 의미함

(5) 19~23점 : 치매 의심 및 경도의 인지기능 장애를 의미함

(6) 18점 이하 : 치매 및 분명한 인지기능 장애를 의미함

2. Mini-Mental State Examination(MMSE-K)의 내용

1) 지남력

(1) 1.(5점) 오늘은 년, 월, 일, 요일, 계절은?

(2) 2.(4점) 집 주소는 시(도) 구(군) 동(면) 번지

(3) 3.(1점) 여기는 어떤 곳입니까?(예, 학교, 병원, 시장, 가정집 등)

2) 기억등록

- 4.(3점) 물건이름 세 가지 듣고 따라하기(예, 나무, 모자, 자동차)

3) 기억회상

- 5.(3점) 3~5분 후 4번 질문에서 말한 3개의 단어 말하기

4) 주의집중 및 계산능력

- 6.(5점) 100－7＝(　)－7＝(　)－7＝(　)－7＝(　)－7＝(　)

5) 언어기능

(1) 7.(2점) 물건 이름 맞추기(연필, 시계 등)

(2) 8.(3점) 3단계 지시 따르기－오른손으로 종이를 집는다. / 반으로 접는다. / 무릎 위에 놓는다.

(3) 9.(1점) 5각형 2개를 겹쳐 그린 그림을 보고 따라 그리기

(4) 10.(1점) "간장 공장 공장장"을 따라 하기

6) 이해 및 판단

(1) 11.(1점) 옷은 왜 빨아서 입습니까?

(2) 12.(1점) 길에서 남의 주민등록증을 주웠을 때 어떻게 하면 쉽게 돌려 줄 수 있겠습니까?

17

다음 설명에 부합하는 신경인지장애는?

- 진행성이다
- 유전자 검사나 가족력으로 진단가능하다
- 기억과 학습 감퇴가 특징이다

1) 조현병
2) 혈관성 치매
3) 루이체 치매
4) 이마관자 치매
5) 알츠하이머 치매

18

다음은 어떤 질환의 DSM-5 진단 기준이다. 무엇인가?

1. 가족력이나 유전자검사에서 원인적인 유전자변이의 증거가 있음
2. 아래의 세 가지가 나타남
   a. 기억과 학습, 그리고 그 외의 1개 이상의 다른 인지영역에서 뚜렷한 감퇴가 있음
   (자세한 병력 또는 연속적인 신경심리검사에 근거함)
   b. 인지기능의 감퇴가 오랜 기간 정체됨 없이 지속적이고 서서히 진행됨
   c. 다른 원인이 없음(예, 다른 신경퇴행성 또는 뇌혈관 질환이 없거나, 다른 신경학적·정신과적·전신과 질환이 없거나 인지가 저하될 만한 요인이 없음)

1) 공황장애
2) 망상장애
3) 양극성장애
4) 범불안장애
5) 알츠하이머병

문제해설

17 해설내용 참조

답 5)

18 해설내용 참조

답 5)

DSM-5 알츠하이머병에 의한 신경인지장애

Explanation

1) 주요 또는 경도 신경인지장애의 진단기준에 맞음
2) 1개나 그 이상의 인지영역에서 손상이 서서히 시작하며 서서히 진행함(주요 신경인지장애는 최소 2개 이상의 영역에서 손상이 있을 때 진단됨)
3) 다음과 같이 probable 또는 possible 알츠하이머병의 기준에 맞아야 한다.
   (1) 주요 신경인지장애
   아래 두 가지 충족시 Probable Alzheimer병, 그 외는 Possible Alzheimer병
   1. 가족력이나 유전자검사에서 원인적인 알츠하이머 유전자변이의 증거가 있음
   2. 아래의 세 가지가 나타남
      a. 기억과 학습, 그리고 그 외의 1개 이상의 다른 인지영역에서 뚜렷한 감퇴가 있음(자세한 병력 또는 연속적인 신경심리검사에 근거함)
      b. 인지기능의 감퇴가 오랜 기간 정체됨 없이 지속적이고 서서히 진행됨
      c. 다른 원인이 없음(예, 다른 신경퇴행성 또는 뇌혈관 질환이 없거나, 다른 신경학적·정신과적·전신과 질환이 없거나 인지저하될 만한 요인이 없음)
   (2) 경도 신경인지장애
   Probable Alzheimer병은 유전자 검사나 가족력상 원인이 되는 알츠하이머병 유전자 변이의 증거가 있음
   Possible Alzheimer병은 유전자 검사나 가족력상 원인이 되는 알츠하이머병 유전자 변이의 증거가 없으며, 아래의 3항목 모두를 충족시킴
   1. 기억과 학습 감퇴의 명백한 증거
   2. 인지기능이 오랜 기간 정체됨 없이 지속적이고 서서히 감퇴됨
   3. 다른 원인이 없음(예, 다른 신경퇴행성 또는 뇌혈관 질환이 없거나, 다른 신경학적·정신과적·전신적 질환이 없거나 인지저하될 만한 요인이 없음)
4) 장애가 뇌혈관장애, 다른 신경퇴행서 질병, 물질의 영향, 또는 다른 정신과적·신경학적 또는 전신적 장애로 더 잘 설명되지 않는다.

19

다음에서 설명하는 치매의 유형은?

- 전체 치매의 10% 정도를 차지한다
- 환시, 환각이 나타난다
- 질질 끄는 걸음걸이, 굽어진 자세가 나타난다

1) 루이체 치매
2) 혈관성 치매
3) 헌팅턴 치매
4) 전측두엽 치매
5) 알츠하이머 치매

20

다음 중 중기 치매환자에게 나타나는 증상은?

1) 외부자극에 반응하지 않는다
2) 단어 찾기가 곤란해지고 의심이 생기기 시작한다
3) 대부분의 기억력과 판단력, 실행 기능 상실이 있다
4) 친숙한 일에 자신이 장애를 가지고 있다는 점을 인정하지 않는다
5) 개인위생, 옷 입기, 식사, 언어이해 및 표현장애로 의사소통에 문제가 생긴다

21

다음 설명하는 의식의 장애는 무엇인가?

- 급성 뇌증후군이다
- 의식의 장애, 주의산만, 지리멸렬한 사고, 착각, 좌불안 등의 증상이 특징이다

1) 혼수(coma)
2) 섬망(delirium)
3) 황홀경(traunce)
4) 주의 산만(distractability)
5) 의식의 혼탁(clouding of consciousness)

문제해설

19 루이체 치매

- '루이체'라는 물질이 대뇌 피질에 쌓여 발생하는 치매유형
- 전체 치매의 약 10% 정도를 차지하고 있음
- 파킨슨병과 유사한 보행장애와 자세조절의 어려움을 보이지만 파킨슨병과는 다르게 망상, 환각, 수면장애가 나타남

답 1)

20

- 단어 찾기가 곤란해지고 의심이 생기기 시작, 친숙한 일에 자신의 장애를 인정× → 초기
- 외부자극에 반응하지 않음, 대부분의 기억력과 판단력, 실행 기능 상실 → 말기

답 5)

21 섬망(delirium)

- 급성 뇌증후군의 일반적 증상으로 급성임
- 의식장애, 착란, 주의산만, 당황, 좌불안, 지남력장애, 지리멸렬한 사고, 착각, 환각, 불안, 의심, 공포 등 증상과 경과의 변동이 심한 것이 특징

답 2)

22

다음과 같은 증상이 나타나는 GDS 단계는?

- 분명한 기억장애를 보인다
- 숙련된 상담자와 면담 시 객관적인 기억장애가 관찰된다
- 사례
  - 단어나 이름의 회상이 어렵다
  - 귀중품을 엉뚱한 곳에 두거나 잃어버린다
  - 처음 가는 낯선 곳에서 길을 잃어버린다

1) 1단계
2) 2단계
3) 3단계
4) 4단계
5) 5단계

23

치매 환자의 수행을 기반으로 집행기능을 평가하는 평가도구는?

1) Klein Bell ADL Scale
2) Routine Task inventory
3) Kitchen Task Assessment
4) Kohlman Evaluation of Living Skills
5) Assessment of Motor and Process Skills

문제해설

22

1단계	• 임상적으로 정상임 • 기억장애를 호소하지 않음 • 면담 시에도 기억장애는 나타나지 않음
2단계	• 건망증 시기임 • 증상 – 면담 시 기억장애의 객관적 증거는 없음 – 전에 잘 알던 사람의 이름을 기억하지 못함 – 자주 사용하는 물건을 어디에 놓았는지 기억하지 못함 – 일과 사회생활에서 문제가 드러나지 않지만 환자 자신의 증상에 관심을 보이기 시작함
3단계	• 분명한 기억장애를 보임 • 최초로 나타나는 임상적 문제들에 직면함 • 숙련된 상담자와 면담 시 객관적인 기억장애가 관찰됨 • 증상 – 단어나 이름의 회상이 어려움 – 귀중품을 엉뚱한 곳에 두거나 잃어버림 – 처음 가는 낯선 곳에서 길을 잃어버림 – 자신의 증상들을 부인하기도 함 – 방금 전 소개 받은 사람의 이름을 기억하지 못함 – 독서 후 기억하는 양이 전보다 현저히 줄어듦 – 과거 가능했던 직업적, 사회적 기능을 수행의 어려움으로 불안이 나타남

답 3)

23
1) Klein Bell ADL Scale : 기본적 일상생활을 170개 항목으로 세분화 상세 평가
2) Routine Task inventory : 알렌인지수준을 기초로, 기본적·수단적 일상행활 능력과 사회적 역할에 대한 기능적 상태를 평가
3) Kitchen Task Assessment는 요리활동 완수를 통해 인지적 도움의 정도를 결정하는 기능을 평가
4) Kohlman Evaluation of Living Skills : 지역사회에서의 독립적 생활을 위한 기본적·수단적 일상생활 수행력 평가
5) Assessment of Motor and Process Skills : 일상생활(BADL, IADL) 수행의 질을 평가

답 3)

24

다음 내용의 증상은 무엇을 말하는 것인가?

- 증상은 몇 시간 또는 며칠 동안 나타난다
- 급성적으로 나타나며 의식의 혼탁이 특징이다
- 원인으로는 감염, 수술, 대사장애, 저산소증, 저혈당증, 약물중독 등이 있다

1) 간질
2) 섬망
3) 실행증
4) 공황장애
5) 건망장애

25

이 질환은 수술 후 또는 전신감염 후 흔히 나타나며, 대사장애, 저산소증, 저혈당증 등이 원인이다. 의식의 혼탁, 언어장애, 각성의 손상 등 다양한 증상들이 나타나며, 주로 급성으로 발병해 수 시간 또는 수 일 동안 지속된다. 치료는 영양 및 전해질의 균형을 잘 맞춰주며, 평온한 상태를 유지하는 것이다. 이 질환은 무엇인가?

1) 섬망(delirium)
2) 치매(dementia)
3) 뇌진탕 후 증후군
4) 포르피린증(porphria)
5) 외상 후 스트레스 장애

26

다음 설명하는 내용은 어떤 정신의학적 상태이다. 다음 중 무엇인가?

광범위한 뇌 조직기능의 저하가 특징이며, 전신감염 상태나 수술 후에 나타날 수 있다. 증상에는 의식의 혼탁, 언어장애, 주의산만, 좌불안, 지남력장애, 지리멸렬한 사고, 환각 등이 나타난다

1) 섬망
2) 황홀경
3) 혼수상태
4) 정신분열
5) 정신지체

문제해설

24 해설내용 참조

답 2)

25 해설내용 참조

답 1)

26 해설내용 참조

답 1)

섬망(Delirium)

Explanation

1. 개념

1) 광범위한 뇌 조직기능의 저하
2) 인지기능의 손상으로 급성이며 다양한 증상이 나타남

2. 원인

1) 요인

(1) 전신감염, 수술 후 상태, 대사 장애, 저산소증, 저혈당증, 전해질 불균형, 긴장 또는 신장질환, 티아민 결핍, 약물중독 및 금단, 고혈압성 뇌증후군 등
(2) 각종 약물의 남용

2) 위험요소

- 높은 연령, 심장수술, 화상, 뇌손상, 약물금단 및 후천성 면역결핍증후군 등

3. 임상양상

1) 의식의 혼탁

- 집중력, 지각장애가 생겨 착각, 환각, 해석에 착오가 나타남

2) 언어장애

(1) 사고의 흐름이 지리멸렬하고 체계 없음
(2) 말을 토막 내서 구사함
(3) 보속증을 보임

3) 각성상태

(1) 심해질 수도 있고 감퇴될 수도 있음
(2) 각성상태가 심할 때 홍조, 창백, 진땀, 심계항진, 동공상태, 오심, 구토, 고열 등

4) 정신운동성 활동

(1) 안절부절 못하거나 과잉행동을 보임
(2) 행동저하를 보이기도 함
(3) 불안, 졸림, 불면증, 악몽, 일시적 환각 등

5) 신경학적 증상

- 여러 형태의 진전을 볼 수 있음

4. 경과 및 예후

1) 경과

(1) 급성으로 발병

정신과작업치료

(2) 증상이 수 시간 내지 수일간 지속됨
- 어떤 경우는 수 주간 지속되기도 함

2) **병의 과정**
- 유동적이고 비교적 짧음

5. 치료

1) 원인을 확인 후 직접적인 내과적 및 외과적 처치 실시함
2) 영양, 전해질 및 수분의 균형을 이루도록하며 환경적으로 평온을 유지함
3) 정신병 상태와 불면증에 초점을 맞춤
- 'haloperidol', 'benzodiazepine'계 수면제 사용

27

초기 치매환자를 위한 중재방법은?

1) 정확한 원인과 결과가 있는 활동을 제시한다
2) 일상생활에서 자주하는 반복적인 활동을 주로 제시한다
3) 앉아있는 자세를 유지할 수 있도록 테이블에서 하는 활동을 시행한다
4) 사람들과 함께 어울려서 함께 이야기하거나 배울 수 있는 환경을 조성한다
5) 감각기능에 자극을 줄 수 있도록 다양한 감각기능을 사용할 수 있는 활동을 제시한다

28

위암 진단을 받고 외과에서 수술을 받은 68세 환자가 수술 후 3일째부터 주위 사람을 알아보지 못하고, 날짜도 정확히 모르며, 숫자 계산에 어려움을 보였다. 동시에 안절부절 하면서 극단적인 행동의 변화를 나타내기 시작했다. 이 환자에 가장 적합한 진단은?

1) 섬망
2) 해리장애
3) 기분장애
4) 불안장애
5) 정신분열병(조현병)

문제해설

27 1), 2), 3), 5)는 중기~말기 치매에 해당하는 중재방법이다.

답 4)

28 섬망의 원인은 전신감염, 수술 후 상태, 대사장애, 저산소증, 저혈당증, 전해질 불균형, 간장 또는 신장질환, 약물중독 및 금단, 고혈압, 간질발작, 두부손상 등이다.

답 1)

29

다음 사례의 치매노인에게 적절한 조치는?

여러 번 혼자 집을 나가 실종된 후 경찰의 도움으로 귀가했다

1) 방을 밖에서 잠근다
2) 배회감지기를 착용한다
3) 24시간 보호자가 함께한다
4) 취침 시 손목에 억제대를 적용한다
5) 마트–집–길을 반복적으로 훈련한다

30

중기 단계의 알츠하이머를 앓고 있는 60대의 남자는 배우자와 함께 생활하고 있다. 배우자는 환자와 오랫동안 집에서 생활하고 싶어 한다. 그러나 환자의 인지기능은 지속적으로 저하되고 있다. 작업치료사 집에서의 생활을 지지할 수 있는 중재방안으로 가장 적절한 것은?

1) 보호자에게 행동관리 테크닉을 교육한다
2) 활동에 필요한 보조도구를 사용하게 한다
3) 친구와 주변의 지인의 집에 주로 방문하게 한다
4) 인지기능이 좋을 때 대부분의 활동을 하도록 한다
5) 작업참여를 촉진할 수 있는 친숙한 일상 활동의 스케줄을 제공한다

31

다음은 섬망과 치매에 대한 설명이다. 적절한 것을 고르시오.

1) 섬망은 치매와 달리 천천히 시작된다
2) 치매는 섬망과 달리 주의력이 변동적이다
3) 섬망은 흔히 낮과 밤이 바뀌는 수면장애가 동반된다
4) 치매는 의식의 변화가 섬망과 비교하여 극심하다
5) 섬망은 정서나 사고장애가 동반되지만 각성은 정상적으로 유지된다

문제해설

29 치매 노인은 외부 활동 시 실종 위험이 높으므로 위치추적이 가능한 배회감지기를 휴대하도록 해야 한다.

답 2)

30 일상 활동의 스케줄을 유지하는 것이 환자의 인지기능 저하 관리를 위한 효과적인 테크닉이다.

1), 2), 3), 4)는 일상생활을 유지하고 친숙하게 생활하기에 중요한 선택은 아니다.

답 5)

31
1) 섬망은 치매와 달리 급격히 시작된다.
2) 치매는 섬망과 달리 주의력이 보존된다.
3) 섬망은 흔히 낮과 밤이 바뀌는 수면장애가 동반된다.
4) 치매는 의식의 변화가 섬망과 비교하여 없다.
5) 섬망은 정서나 사고장애가 동반되고 각성이 저하된다.

답 3)

32

경도 치매에 대한 설명으로 가장 적절한 것은?

1) 삼킴 능력 감소
2) 최근의 기억 손실
3) 시간과 장소 혼란
4) 자조관리의 어려움
5) 가족들의 얼굴을 알아볼 수 없음

33

알츠하이머 치매 환자의 치료로 옳지 않은 것은?

1) 보호자와의 협력이 기본적이다
2) 문제에 대처하기 위한 효과적인 전략이 필요한다
3) 잔존한 능력을 유지하는 것이 하나의 목표가 된다
4) 문제 행동이 발생되면 가족과 보호자와의 협력이 필요하다
5) 줄어드는 기능에 대한 보상보다는 새로운 능력의 개발이 더 필요하다

문제해설

32 1) 심각한 치매
3) 중등도 이상 치매
4) 중등도 이상 치매
5) 심각한 치매

답 2)

33 해설내용 참조

답 5)

Alzheimer's Disease

Explanation

1. 발병

1) **전체 치매의(dementia)의 약 2/3 정도를 차지함**
2) **연령이 높을수록 발병률도 높음**
   (1) 65세 이상 성인 6~8% 정도가 알츠하이머 질환(AD)을 앓고 있음
   (2) 85세 이상 성인 인구의 20~40% 차지함
3) **가족력(family history)**
   - 유전 인자와 관련
4) **기타 원인**
   (1) 과거의 뇌 손상(head trauma)
   (2) 낮은 교육 수준(lower educational level)
   (3) 다운 증후군(Down's syndrome)
   (4) 여성

2. 병리(pathology)

1) 중추 신경계(CNS)의 퇴행적 변화

(1) 대뇌 피질(cerebral cortex)과 히포캄프스(hippocampus)에 발생

(2) 폭넓게 퍼지는(diffuse) 손상

2) 염증 반응(inflammatory process)

(1) 피질과 림빅(cortical and limbic) 신경의 단백질이 원인

- 두 신경의 단백질이 비정상적인 과정(abnormal metabolic process)을 통해 교차 결합됨

3) 신경원성 과정(neurogenerative process)

(1) 세포벽(cell membrane), 효소, DNA, 단백질의 손상

- 산소에 의한(oxygen-based) 산소 독(free radical)의 과도한 제공으로 인해

3. 효과적인 작업치료

1) 개인의 작업 변화에 관심을 가짐

2) 치료 시 우선 사항

(1) 잔존한 능력의 유지

(2) 환경에 적응(adaptation)

(3) 줄어드는 기능에 대한 보상(compensation)

3) 가능한 최소의 제한적 환경 제공

4) 보호자의 지지(support)

(1) 보호자와의 협력이 기본

(2) 안전, 독립성 등에 대한 토의

5) 마지막 단계

(1) 행동의 문제 발생

(2) 가족과 보호자와의 협력

(3) 문제에 대처하기 위한 효과적인 전략이 필요

(4) 전문가들과의 상담, 교육, 지지 등

4. 임상적 특징(clinical picture)

1) 주요 증상

(1) 실행증(apraxia)

(2) 실어증(aphagia)

(3) 실인증(agnosia)

(4) 기억력 손상

2) 인지 기능의 장애

(1) 기억력 손상

① 초기에 기억 장애로부터 증상이 시작되는 수가 많음

② 새로운 정보의 수용과 단기 회상 능력의 장애

③ 시간이 지나면서 학습 능력이 더욱 악화되며 과거 회상(recall) 능력이 줄어듦

(2) 지남력(orientation)의 장애

(3) 언어 장애

① 초기에는 정확한 단어를 찾지 못함

② 악화되면서 정확한 단어 구사가 힘들어짐

③ 질문에 엉뚱한 대답을 하게 됨

④ 반복해서 이야기하기 하거나 구음장애가 발생함

(4) 실행증(apraxia)

① ideational apraxia

② ideomotor apraxia

(5) 실인증(agonsia)

① 감각 기능의 장애가 없음에도 사물을 인식하지 못함

② 제시한 물건의 모양이나 색깔은 파악하나 용도와 의미는 파악하지 못함

③ 청각 실인증, 색상 실인증 등

(6) 시공간 지각 능력의 장애

① 길을 자주 잃어버림

② 심한 경우 집안에서 화장실을 찾아가지 못함

③ 시계 등의 그리기 어려움

(7) 수행 능력(executive function)의 장애

• 일을 계획하고 사고하는 능력의 손상

3) 정신 증상

(1) 정동 장애

• 불안, 조증, 우울증 등 심한 감정 굽힘 혹은 감정 실조가 동반됨

(2) 행동 및 인격의 변화

(3) 망상이나 환각이 나타날 수도 있음

5. 작업치료

1) 역할

(1) 초기

• 대부분 가족 친구들과 같이 생활함

(2) 병의 진행

① 시간이 지날수록 보다 구조화된 환경이 필요

② 시간이 지날수록 보다 많은 감독을 요구

(3) 효과적인 작업치료

① 개인의 작업 변화에 관심을 가짐

② 치료 시 우선 사항
- 잔존한 능력의 유지
- 환경에 적응(adaptation)
- 줄어드는 기능에 대한 보상(compensation)
- 가능한 최소의 제한적 환경 제공

(4) 보호자의 지지(support)
① 보호자와의 협력이 기본
② 안전, 독립성 등에 대한 토의

(5) 마지막 단계
① 행동의 문제 발생
② 가족과 보호자와의 협력
③ 문제에 대처하기 위한 효과적인 전략이 필요
④ 전문가들과의 상담, 교육, 지지 등

2) 치료 방법(treatment method)

(1) 작업치료의 목표
① 남겨진 능력을 강조(emphasize)
② 가능한 오랫동안 신체적 정신적 활동 유지
③ 보호자의 스트레스 감소
④ 최소의 제한적 환경으로 환자 관리

(2) 치료 계획(treatment planning) 시 고려해야할 사항
① 장애의 진행 정도
② 예측되는 기능의 감소
③ 치료 환경

(3) 치료의 방향
① 기능적 능력의 유지, 회복, 향상
② 작업 참여의 촉진

(4) 건강, 웰빙, 만족감을 성취할 수 있는 작업
- 환자 보호에 대한 용이성 확보

(5) 치료 방법
① 작업 분석(activity analysis)
② 보호자 훈련(caregiver training)
③ 행동 관리 테크닉(behavior management technique)
④ 환경의 수정
⑤ 목적이 있는 활동(purposeful activity)의 사용
⑥ 자원 공급 및 타 분야로의 의뢰(referral)

34

다음 중 치매환자의 대표적 초기 증상은?

1) 실어증
2) 구음장애
3) 운동장애
4) 기억력 손상
5) 휴식 시 진전

문제해설

34 해설내용 참조

답 4)

7단계의 Alzheimer's Disease

Explanation

Stage 1	• 기능과 기억에 문제가 없는 정상 성인
Stage 2	• 매우 경미한 기능 및 기억이 손상됨 • 약간의 기억력 문제를 호소함 – 가족의 이름, 장소의 이름 등 • 보통 노화로 인한 증상이라 생각함
Stage 3	• 초기 Alzheimer's disease로 정의함 • 특징 – 직업 수행에 문제를 인식함 – 근심(anxiety)이 발생 : 증상을 자각하게 되므로 발생함 – 다음의 기억력 장애가 발생 : 하나 또는 그 이상 ◦ 낯선 지역에서의 길 잃기 ◦ 동료들이 낮은 수행을 알게 됨 ◦ 가까운 사람들의 이름 또는 단어 기억의 장애 ◦ 읽은 책에 대한 내용의 재기억의 어려움 ◦ 새로 소개받은 사람의 이름을 기억하기 어려움 ◦ 물건을 잃어버림 ◦ 집중력(concentration)이 영향을 받음
Stage 4	• mild Alzheimer's disease • 특징 – 일반적으로 익숙한 얼굴을 재인식하는 데 문제가 없음 – 지역의 이름을 기억하고, 시간과 사람에 대한 지남력이 있음 – 재정관리 파티의 계획 등과 같은 복잡한 활동에 도움이 필요함 – 지난 일의 기억, 지난 사건들 기억에 어려움이 있음 – 집중하기(concentrating)와 돌아다니기(travelling)에 어려움이 있음
Stage 5	• moderate stage • 도움 없이 살기 어려움 • 적절한 의복(proper attire) 선택에 도움이 필요함 • 시간에 대한 지남력에 문제가 생김 • 현재 삶의 중요한 정보의 기억하기가 어려움 – 가족이나 가까운 주변 사람들에 대한 정보는 기억함

(계속)

Stage 6	• moderately severe • 자신과 자신 주변의 중요한 정보들을 대부분 기억하지 못함 – 배우자의 이름을 기억 못함 – 옷 입기에 도움이 필요함 • 화장실 가기의 어려움이 있음 – 변기사용에 도움이 필요 – 요실금의 발생 • 인격과 감정의 변화 – 확연한 망상 또는 집착(in delusional or obsessive) 행동 – 근심, 폭력적 행동도 나타남 behavior, there may be acute anxiety and even • 자신의 의지를 잃음(cognitive abulla)
Stage 7	• very severe decline late stage • 언어능력의 제한 – 6~7단어 정도로 제한됨 – 지적 언어(intelligible vocabulary)의 제한 : single word • 걷기능력의 상실 • 앉기, 웃기 능력의 상실 • 최종적으로 머리를 들 수 없게 됨

35

평소 건강하던 63세 여자가 3년 전부터 서서히 점진적으로 성격 변화가 오면서 자주 물건을 잃어버리고 가끔 집을 찾아오지 못하는 문제를 호소한다. 의식은 명료하고, 금방 들은 말은 잊어버려도 시부모 제삿날, 자녀생일은 기억한다. 가능성 있는 진단은?

1) 섬망
2) 가성 치매
3) 다발경색성 치매
4) 알츠하이머형 치매
5) 코르사코프 증후군

36

우리나라 노인의 30% 정도 가지고 있으며, 뇌의 전반적인 손상으로 인해 지리멸렬, 와해된 사고, 기억력 손상 등의 증상을 보이는 질환은?

1) 조증
2) 섬망
3) 치매
4) 우울증
5) 정신분열

문제해설

35 알츠하이머형 치매의 증상은 서서히, 경과는 일정하게 점진적으로 진행된다. 초기에는 기억력 장애만이 유일한 증세이거나, 무감동, 일관성 결여 등 미묘한 인격변화가 올 수 있다.

답 4)

36 섬망(delirium)

- 급성 뇌증후군의 일반적 증상으로 급성임
  - 전반적인 뇌손상이 일어남
  - 노인의 30%가 경험함
- 증상
  - 의식장애, 착란, 주의산만, 당황, 좌불안, 지남력장애, 지리멸렬한 사고, 착각, 환각, 불안, 의심, 공포 등

답 2)

3

C·H·A·P·T·E·R

조현병

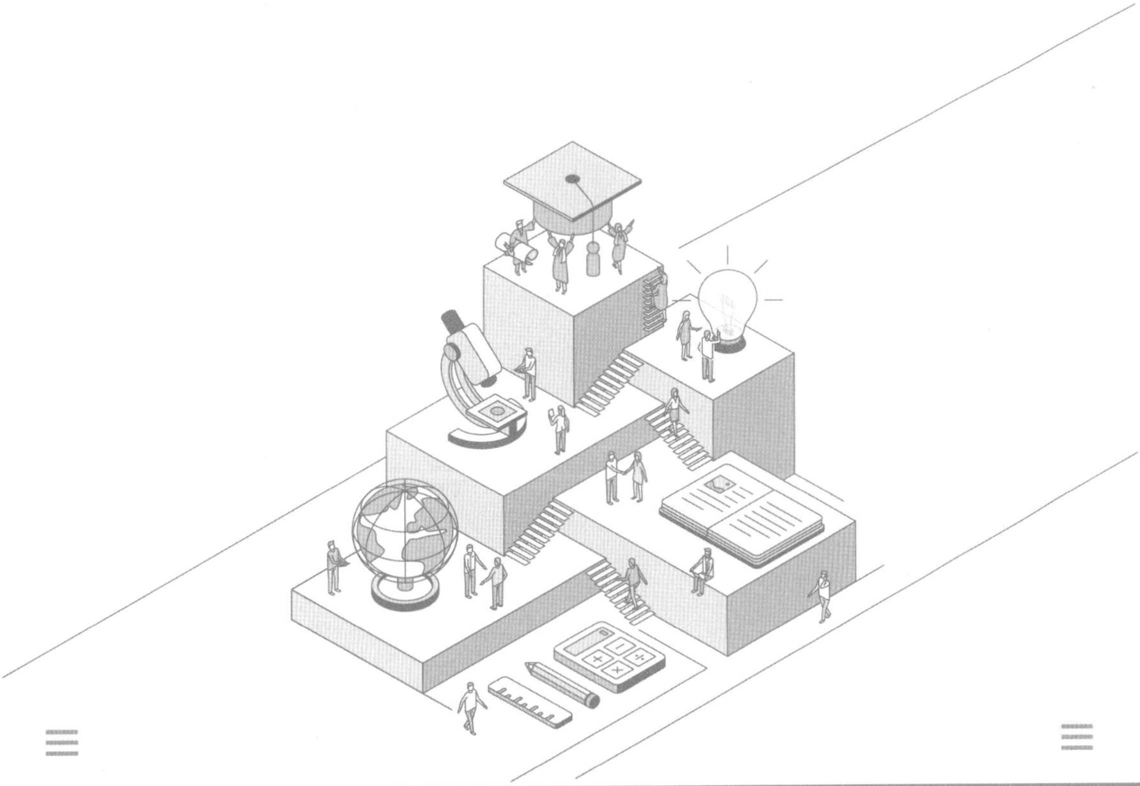

예·상·문·제·풀·이

01

다음과 같은 임상적 양상을 보이는 조현병 유형은?

- 교육을 많이 받은 층에서 호발한다
- 상대방에게 긴장되어 있고 의심이 많고 숨기는 것이 많다는 인상을 준다
- 20대 혹은 30대 후반까지 사회생활을 하는 데 큰 문제가 없어 결혼을 하고 직장을 가지는 경우도 많다

1) 파과형
2) 긴장형
3) 편집형
4) 잔류형
5) 미분화형

02

고학력의 40대 남성은 조현병 진단을 받았다. 치료사는 체계적인 망상과 의심을 주 문제로 파악하고 목공예 활동을 제공하였다. 이 환자의 조현병 임상 유형은?

1) 파과형
2) 편집형
3) 긴장형
4) 잔류형
5) 미분화형

문제해설

01 편집성(paranoid)

- 다른 유형들보다 늦게 발병 : 30대 전후에 발병하는 경우가 많음
- 교육을 많이 받은 층에서 호발함
- 주로 청각적 환각 및 지각장애를 동반하는 편집증형 망상이 지배적임
- 정동, 의지 및 언어 장애와 긴장성 증상은 없거나 비교적 미미함
- 망상
  - 주로 관계망상, 피해망상, 과대망상이 많음
  - 건강염려성 망상, 우울망상, 애정망상 등도 나타남
  - 망상이 체계화되어 있는 경우가 많음
- 상대방에게 긴장되어 있고 의심이 많고 숨기는 것이 많다는 인상을 줌
- 때로는 상대방에게 적대적이고 공격적일 수도 있음
- 지능
  - 정신병으로 인한 장애를 받지 않음
  - 때로는 그런대로 사회생활을 적절히 영위함
  - 20대 혹은 30대 후반까지 사회생활을 하는 데 큰 문제가 없어 결혼을 하고 직장을 가지는 경우도 많음
  - 다른 아형들보다 퇴행이 덜 일어남
  - 다른 아형들과 비교해 대체로 예후가 좋음

답 3)

02 편집형 조현병 환자의 특징은 체계화된 망상이나 환청이 주된 특징이고 혼란스러운 말, 행동, 둔마된 정동은 두드러지지 않는다. 다른 유형보다 늦게 30대 전후에 발병하는 경우가 많고 교육을 많이 받은 층에서 호발한다.

답 2)

03

긴장형 조현병에 대한 설명은?

1) 30대 후반에 주로 나타난다
2) 가장 늦게 발병하는 유형이다
3) 정신적 외상 후 급성으로 발병한다
4) 와해된 언어와 인격의 황폐화가 특징이다
5) 지능에 장애가 없고 사회생활의 유지가 가능하다

04

고학력 전문직 남성인 52세의 K씨는 최근 조현병 진단을 받고 작업치료에 의뢰되었다. 치료사는 환기(ventilation)를 목적으로 금속공예의 한 종류인 해머링(hammering) 활동을 제공하였다. 좋은 예후를 기대할 수 있으며, 체계화된 망상과 의심이 특징인 K씨의 조현병 유형은?

1) 파과형
2) 편집형
3) 긴장형
4) 잔류형
5) 미분화형

05

교육을 많이 받은 층에서 주로 발병하며, 체계화된 망상과 의심이 특징이지만 지능의 장애가 거의 없는 조현병의 유형은?

1) 파과형
2) 편집형
3) 긴장형
4) 잔류형
5) 단순형

문제해설

03 긴장형(catatonic type)

- 발병
  - 15~25세 사이
  - 정신적 외상 후에 급성으로 발병
- 증상
  - 극심한 정신운동의 장애
  - 혼미와 흥분상태가 교대
  - 긴장증상, 부동증, 납굴증, 거부증, 함구증, 상동증, 반향언어 등
- 예후 : 초기치료 후 예후가 낙관적임

답 3)

04 해설내용 참조

답 2)

05 해설내용 참조

답 2)

조현병의 임상적 유형

Explanation

파과형 (hebephrenic type)	• 발병 – 조기발병 ◦ 25세 이전 ◦ 주로 사춘기 전후 – 만성화 • 증상 – 사고와 감정의 혼란 – 인격의 황폐화 – 퇴행, 지리멸렬한 사고, 감정의 둔마 – 의미 없는 웃음, 부적절한 정서 – 와해된 언어와 행동 – 일상생활 활동 수행에 장애 – 대인관계 혼란, 사회적 고립 유발
긴장형 (catatonic type)	• 발병 – 15~25세 사이 – 정신적 외상 후에 급성으로 발병 • 증상 – 극심한 정신운동의 장애 – 혼미와 흥분상태가 교대 – 긴장증상, 부동증, 납굴증, 거부증, 함구증, 상동증, 반향언어 등 • 예후 : 초기치료 후 예후 낙관적
편집형 (paranoid type)	• 발병 – 늦게 발병 – 20대 후반에서 30대 후반 – 교육을 많이 받은 계층 • 증상 – 체계화된 망상 – 망상내용과 관련된 환각 – 긴장하고 의심 많음 – 지능에 장애 받지 않고 사회생활 유지 가능 • 예후 : 좋은 편
미분화형 (undifferentiated type)	• 조현병 진단기준은 만족하나 망상형, 혼란형, 긴장형의 세 경우에 해당되지 않음
잔류형 (residual type)	• 조현병의 급성기 증상이 있다가 회복되었으나 일부 증상이 지속적으로 존재 • 고립, 행동적, 인지적 증상 등

06

만성 조현병 환자의 작업치료로 적절하지 않은 것은?

1) 미술치료
2) 행동치료
3) 역할 연기
4) 자유 연상법
5) 사회 적응 훈련

문제해설

06 해설내용 참조

답 4)

정신사회 재활치료와 자유 연상법

Explanation

1. 정신사회재활치료

1) 약물치료만으로 정신분열병(조현병)의 문제가 다 해결되지는 않음
   - 음성증상의 치료에는 별로 효과가 없음
2) 만성 정신분열병(조현병)을 경우에는 일상생활과 사회생활에 필요한 여러 가지 기능이 저하되는 경우가 많아 사회복귀에 어려움
3) 정신사회재활치료가 효과적임
4) 재활치료
   - 사회기술훈련, 환자교육, 가족교육, 환자 및 가족 자조모임, 낮병원, 직업재활, 주거프로그램, 예술요법, 지역사회 적응훈련 등 다양함

2. 자유 연상법

1) Freud가 히스테리신경증 환자를 최면술로 치료하다가 그 한계를 알고 새로이 자유연상이라는 기법을 사용함
2) 방법
   (1) 환자는 청각적 교류 이외의 모든 감각적 교류가 차단된 상태에 놓이게 됨
   (2) 치료자는 자유연상의 기본적 규칙인 "머릿속에 떠오르는 것은 무엇이건 비판하거나 취사선택하지 말고 모두 말하시오"라고 환자에게 지시함
   (3) 연상을 계속해 나감
   (4) 연상을 되풀이하는 동안에 환자는 일상적인 의식적 억제를 완화시킬 수 있게 됨
      - 무의식적 억압까지 약화시킬 수 있게 됨

07

다음 보기는 조현병의 임상유형 중 하나이다. 어떤 유형인가?

- 사춘기 전후에 발병한다
- 인격의 황폐화가 특징이며 의미 없는 웃음, 지리멸렬한 사고 등이 나타나 사회적으로 고립된다

1) 긴장형
2) 편집형
3) 파과형
4) 미분화형
5) 분열 정동형

08

다음 설명하는 조현병 환자의 치료방법은?

- 교육적 기법과 집단치료의 혼합된 형태이다
- 가족뿐만 아니라 환자에게도 조현병의 본질과 과정을 교육한다

1) 행동치료
2) 가족치료
3) 집단치료
4) 정신건강교육
5) 개인 정신치료

문제해설

07 파과형(hebephrenic type)

- 발병
  - 조기발병
    - 25세 이전
    - 주로 사춘기 전후
  - 만성화됨
- 증상
  - 사고와 감정의 혼란
  - 인격의 황폐화
  - 퇴행, 지리멸렬한 사고, 감정의 둔마
  - 의미 없는 웃음, 부적절한 정서
  - 와해된 언어와 행동
  - 일상생활 활동 수행에 장애
  - 대인관계 혼란, 사회적 고립 유발

답 3)

08 가족치료

스트레스나 갈등을 완화하고 예방함으로 재발을 막는 데 효과적임

정신건강교육

- 교육적 기법과 집단치료의 혼합된 형태
- 가족뿐만 아니라 환자에게도 조현병의 본질과 과정을 교육함

답 4)

조현병 환자의 정신사회적 치료

Explanation

개인 정신치료	• 환자가 새로운 대응전략, 현실검증, 문제해결, 스트레스와 재발에 관련한 문제해결 등을 배우게 함
집단치료	• 집단 상황에서 인간관계의 상호작용을 예행연습하면서 스트레스를 찾아냄 • 집단의 지도자들과 다른 참가자들에게 지지적인 지도를 받게 됨
가족치료	• 스트레스나 갈등을 완화하고 예방함으로 재발을 막는 데 효과적임
정신건강교육	• 교육적 기법과 집단치료의 혼합된 형태 • 가족뿐만 아니라 환자에게도 조현병의 본질과 과정을 교육함
행동치료	• 환자들이 보이는 괴이하고 병적인 행동을 줄이고, 대화를 촉진하며 잘 적응된 정상적인 사회적 행동을 증가시키기 위해서 행동요법이 필요할 수 있음

09

조현병 환자의 작업치료로 적합한 것은?

1) 추상화 그리기를 한다
2) 성취감을 느끼게 한다
3) 집중력이 필요한 활동을 제공한다
4) 다양한 사고를 할 수 있는 활동을 제공한다
5) 지금 바로 결과를 볼 수 있는 활동보다 장기적인 과정이 필요한 활동을 제공한다

문제해설

09 해설내용 참조

답 2)

조현병 환자의 치료

Explanation

1. 조현병 환자의 활동

1) 금속공예, 매듭 등의 공예가 좋음
2) 정신분열을 가진 환자
   (1) 많은 집중과 사고를 요구하지 않음
   (2) 틀을 제공하는 구조가 도움이 됨
   (3) 어려운 과정이 없음
   (4) 'here and now'의 특성
3) 즉각적인 결과를 얻을 수 있음

2. 조현병의 정신의학적 치료

1) **개인 정신치료**
   - 환자가 새로운 대응전략, 현실검증, 문제해결, 스트레스와 재발에 관련한 문제해결 등을 배우게 함

2) **집단치료**
   (1) 집단 상황에서 인간관계의 상호작용을 예행연습하면서 스트레스를 찾아냄
   (2) 집단의 지도자들과 다른 참가자들에게 지지적인 지도를 받게 됨

3) **가족치료**
   - 스트레스나 갈등을 완화하고 예방함으로 재발을 막는 데 효과적임

4) **정신건강교육**
   (1) 교육적 기법과 집단치료의 혼합된 형태
   (2) 가족뿐만 아니라 환자에게도 조현병의 본질과 과정을 교육함

5) **행동치료**

- 환자들이 보이는 괴이하고 병적인 행동을 줄이고, 대화를 촉진하며 잘 적응된 정상적인 사회적 행동을 증가시키기 위해서 행동요법이 필요할 수 있음

3. 기타 치료

1) 전기경련요법(electroconvulsive therapy)이 사용할 수 있음
2) 환자에 따라 낮 병원(day hospital) 또는 거주치료센터가 적절

10

다음 설명하는 조현병 양상은 어떤 사고과정의 장애인가?

> 사고의 논리성이 없어 말의 앞뒤가 맞지 않고, 일관성이 없고 횡설수설한다

1) 우회증
2) 지리멸렬
3) 사고의 비약
4) 연상의 이완
5) 사고의 박탈

문제해설

10 사고과정의 장애

- 사고의 비약(flight of idea)
  - 연상활동이 지나치게 빨라 대상자의 생각과 대화가 한 주제에서 다른 주제로 빠르게 진행되는 현상
- 지리멸렬
  - 사고의 논리성이 없어 말의 앞뒤가 맞지 않고 일관성이 없음
  - 횡설수설함

답 2)

사고과정의 장애

Explanation

사고의 비약 (flight of idea)	• 연상활동이 지나치게 빨라 대상자의 생각과 대화가 한 주제에서 다른 주제로 빠르게 진행되는 현상
지리멸렬	• 사고의 논리성이 없어 말의 앞뒤가 맞지 않고 일관성이 없음 • 횡설수설함
두절 (blocking, 차단)	• 뚜렷한 이유 없이 사고의 흐름이나 문장이 중간에서 갑자기 정지됨
사고의 박탈 (deprivation of thinking)	• 사고의 단절이 매우 심해 아예 처음부터 전혀 생각나지 않는 것
우회증 (circumstantiality)	• 의도했던 사고 목표에 도달하지만 여러 가지 불필요한 내용으로 탈선하여 빙빙 돎

11

긴장형(catatonic) 조현병의 특징으로 옳은 것은?

1) 주로 30대 전후에 발병한다
2) 교육을 많이 받은 지식층에서 호발한다
3) 주요 증상은 편집증형 망상이 대표적이다
4) 상대방에게 긴장되어 있고 의심이 많은 인상을 준다
5) 잠시도 쉬지 않고 안절부절못하며 난폭한 행동을 하기도 한다

12

조현병 환자인 30대 K씨는 체계화된 망상과 관련된 환각이 특징이다. 늘 긴장하고 의심이 많지만 지능이 좋아 사회생활을 유지할 수 있다면 K씨의 유형은?

1) 편집형
2) 긴장형
3) 파과형
4) 잔류형
5) 미분화형

문제해설

11 긴장형과 편집형

긴장형 catatonic	• 15~25세에 호발함 • 대개 정신적 외상(psychic trauma) 후 급성으로 발병함 • 극심한 정신운동장애(psychomotor disturbance)가 특징임 • 혼미상태의 증상들 – 일시적인 운동중단 – 운동과다증 – 거절증(negativism) – 자동복종증(automatic obedience) – 반향언어, 반향행동 – 장시간의 강직 내지 납굴증(waxy flexibility) – 상동증(stereotype) 등 • 흥분상태에서는 강한 긴장을 보임 – 잠시도 쉬지 않고 안절부절못함 – 난폭한 행동을 하기도 함 – 심하면 잠도 자지 않고 자해하기도 함 – 고열이 동반되기도 함 – 식사도 거부하여 급기야 탈진하여 사망하기도 함

답 5)

12 편집형(paranoid)

• 다른 유형들보다 늦게 발병
  – 30대 전후에 발병하는 경우가 많음
• 교육을 많이 받은 층에서 호발함
• 주로 청각적 환각 및 지각장애를 동반하는 편집증형 망상이 지배적임
• 정동, 의지 및 언어 장애와 긴장성 증상은 없거나 비교적 미미함
• 망상
  – 주로 관계망상, 피해망상, 과대망상이 많음
  – 건강염려성 망상, 우울망상, 애정망상 등도 나타남
  – 망상이 체계화되어 있는 경우가 많음
• 상대방에게 긴장되어 있고 의심이 많고 숨기는 것이 많다는 인상을 줌
• 때로는 상대방에게 적대적이고 공격적일 수도 있음
• 지능
  – 정신병으로 인한 장애를 받지 않음
  – 때로는 그런대로 사회생활을 적절히 영위함
  – 20대 혹은 30대 후반까지 사회생활을 하는 데 큰 문제가 없어 결혼을 하고 직장을 가지는 경우도 많음
  – 다른 아형들보다 퇴행이 덜 일어남
  – 다른 아형들과 비교해 대체로 예후가 좋음

답 1)

13

환각, 환청, 감정장애, 현실도피의 증상 등을 보이는 대표적인 정신질환은?

1) 조현병
2) 우울증
3) 불안장애
4) 강박장애
5) 히스테리

문제해설

13 해설내용 참조

답 1)

조현병의 증상

Explanation

사고과정의 장애	• 사고의 비약(flight of idea) • 연상의 이완(looseness of association) • 지리멸렬
사고 형태의 장애	• 자폐적 사고(autistic thinking) • 마적 사고(magical thinking)
사고내용의 장애	• 환상(fantasy) • 망상(delusion) • 강박적 사고
지각의 장애	• 착각(illusion) • 환각(hallucination)
감정의 장애	• 부적절한 정서(inappropriate affect) • 정서의 둔마(blunted affect) • 무미건조한 정서(flat affect) • 무쾌감증(anhedonia) • 불안정한 기분(mood lability) • 양가감정(ambivalence)
충동조절, 의욕 및 행동의 장애	• 긴장증(catatonic) • 납굴증(waxy flexibility) • 자동증(automatism) • 거부증(negativism) • 상동증(stereotype)
의식, 기억력 및 지적 능력의 장애	• 의식수준의 손상은 없으며, 사람, 장소, 사간에 대한 지남력은 유지되어 있음 • 기억력의 장애를 보이는 경우는 없다고 함

14

조현병의 일반적 증상으로 옳은 것은?

1) 망상
2) 과도한 일반화
3) 팽창된 자신감
4) 빈맥과 심계항진
5) 명료한 의식수준

15

다음과 같은 임상적 특성을 지닌 조현병의 유형은?

- 교육을 많이 받은 층에서 호발한다
- 정동, 의지, 언어, 긴장성 증상은 없거나 비교적 미미하다
- 다른 유형들보다 늦게 발병하며, 망상이 주로 나타난다

1) 단순형(simple type)
2) 편집형(paranoid type)
3) 긴장형(catatonic type)
4) 파과형(hebephrenic type)
5) 미분화형(undifferentiated type)

16

조현병 환자에게 나타나는 양성증상은?

1) 연상 이완
2) 사회적 고립
3) 감정표현 저하
4) 같은 톤으로 말하기
5) 목적 지향적 행동의 감소

문제해설

14 조현병의 주요 증상은 망상, 환청 와해된 언어(지리멸렬), 정서적 둔감 등의 증상을 보인다. 과도한 일반화, 팽창된 자신감, 빈맥과 심계항진, 수면에 대한 욕구감소는 공황장애에서 주로 나타난다.

답 1)

15 **편집성(paranoid)**

- 다른 유형들보다 늦게 발병
  - 30대 전후에 발병하는 경우가 많음
- 교육을 많이 받은 층에서 호발함
- 주로 청각적 환각 및 지각장애를 동반하는 편집증형 망상이 지배적임
- 정동, 의지 및 언어 장애와 긴장성 증상은 없거나 비교적 미미함
- 망상
  - 주로 관계망상, 피해망상, 과대망상이 많음
  - 건강염려성 망상, 우울망상, 애정망상 등도 나타남
  - 망상이 체계화되어 있는 경우가 많음
- 상대방에게 긴장되어 있고 의심이 많고 숨기는 것이 많다는 인상을 줌
- 때로는 상대방에게 적대적이고 공격적일 수도 있음
- 지능
  - 정신병으로 인한 장애를 받지 않음
  - 때로는 그런대로 사회생활을 적절히 영위함
  - 20대 혹은 30대 후반까지 사회생활을 하는 데 큰 문제가 없어 결혼을 하고 직장을 가지는 경우도 많음
  - 다른 아형들보다 퇴행이 덜 일어남
  - 다른 아형들과 비교해 대체로 예후가 좋음

답 2)

16

양성 증상	• 비정상기능이 과도하게 드러나고 심하게 왜곡 • 환각, 망상, 와해된 언어, 연상의 이완, 괴상한 행동
음성 증상	• 언어의 빈곤, 무쾌감증, 무감동, 불량한 몸차림, 정서의 둔마, 사회적 위축, 무의욕, 주의력 손상 등

답 1)

17

다음 중 만성 조현병 환자의 전형적 자세가 아닌 것은?

1) 손에서 많은 변화가 생긴다
2) 팔을 머리 위로 올리기 어렵다
3) 골반은 뒤쪽으로 기울어져 있다
4) 발을 질질 끄는 걸음걸이를 보인다
5) 목과 어깨관절의 유연성이 부족하여 머리를 회전하거나 기울이는데 방해가 된다

18

게으르고 목적이 없는 행동을 보이며, 다른 정신병적 증상이 선행 없이 발병 초기부터 기이하고, 망상이나 환청을 보이진 않는 조현병의 유형은?

1) 긴장형
2) 파과형
3) 단순형
4) 편집성
5) 미분화형

19

환각 증상을 보이는 환자에게 적용할 수 있는 치료 중재로 바르지 못한 것은?

1) 실제인지 아닌지에 대해 논쟁을 하지 않는다
2) 침착하고 확고하며 부드러운 대화로 안도감을 준다
3) 클라이언트의 관심을 활동으로 전환하여 현실로 되돌리려고 노력한다
4) 클라이언트를 안심시키고 무슨 일이 일어나고 있는지 이해하도록 돕는다
5) 다른 행성에서 왔다는 말을 들으면 그에 맞는 적절한 질문과 그 이야기를 잘 들어준다

문제해설

17 조현병 환자들은 보통 골반이 앞으로 기울어져 있으며 S커브자세, 머리와 목은 구부러지고 배는 튀어나오는 자세를 보인다.

답 3)

18 위 설명은 단순형 조현병에 대한 설명으로 다른 정신병적 증상이 없이 발병 초기부터 기이한 행동, 게으르고 목적 없는 행동, 정동의 군감과 의지의 상실이 주 증상으로 사회의 요구에 대응할 능력이 없는 것이 특징이다. 잔류형 조현병의 특징과 유사하지만 눈에 띄게 정신병적이거나 망상, 환청을 보이진 않는다.

답 3)

19 환각증상을 보이는 환자에게 다른 행성에서 온 방문자라는 말을 들었을 때 비꼬는 듯하거나 자칫 기분나빠할 수 있는 정말이요? 어디에요? 라는 질문보단 수긍만 해주며 대화의 주제를 자연스럽게 전환하는 것이 필요하다.

답 5)

20

회복기 조현병 환자에게 적합한 작업치료 활동은?

1) 도화지에 그림그리기
2) 가상현실(VR) 체험하기
3) 휴대폰 모바일 게임하기
4) 망상, 환각에 대한 설명하기
5) 구조화된 일과 형성을 수립하기

21

다음 설명에 해당하는 조현병 유형은?

- 극심한 정신운동장애가 특징이다
- 거절증, 자동복종증, 반향언어, 반향행동이 나타난다
- 심하면 잠도 자지 않는다

1) 편집성　2) 파과형
3) 긴장형　4) 잔류형
5) 미분화형

22

조현병의 음성(−) 증상에 해당하는 것은?

1) 망상　2) 환각
3) 연상의 이완　4) 괴상한 행동
5) 정상기능의 완전한 상실

문제해설

20 회복기에는 규칙적인 일과의 계획과 구조화된 일과 형성을 하는 것에 초점을 맞추어 사회적 역할을 다시 한 번 가지는 활동이 필요하다.

답 5)

21 위 설명은 긴장형 조현병으로 극심한 정신운동장애를 특징으로 거절증 등 증상을 보이며 잠시도 쉬지 못하고 안절부절 못한다. 난폭한 행동을 하기도 하는 특징을 보인다.

답 3)

22 조현병

- 양성증상
  - 정상기능이 과도하게 드러나고 심하게 왜곡됨
  - 환각, 망상, 와해된 언어, 연상의 이완, 괴상한 행동
- 음성증상
  - 정상기능의 완전한 상실이나 감소가 나타나며 예후와 경과가 나쁨
  - 언어의 빈곤, 무쾌감증, 무감동, 불량한 몸차림, 정서의 둔마, 사회적 위축, 무의욕, 주의력 손상 등

답 5)

23

다음에서 설명하는 조현병의 유형은?

> 발병 초기 기이한 행동, 게으르고 목적이 없는 행동이 나타나며, 정동의 둔감과 의지의 상실 등의 음성증상 등 총괄적인 수행능력이 감퇴한다. 서서히 진행성으로 발달하지만 눈에 띄게 정신병적이거나 망상, 환청 등이 보이지 않는 것이 특징이다

1) 단순형(simple type)
2) 편집형(paranoid type)
3) 긴장형(catatonic type)
4) 혼란형(disorganized type)
5) 미분화형(undifferentiated type)

문제해설

23 해설내용 참조

답 1)

조현병의 대표 유형

Explanation

유형	특징
편집성 (paranoid)	• 다른 유형들보다 늦게 발병 – 30대 전후에 발병하는 경우가 많음 • 교육을 많이 받은 층에서 호발함 • 주로 청각적 환각 및 지각장애를 동반하는 편집증형 망상이 지배적임 • 정동, 의지 및 언어 장애와 긴장성 증상은 없거나 비교적 미미함 – 다른 아형들에 비해 대체로 예후가 좋음
파괴형 (hebephrenic)	• 대개 어린 나이에 발병함 • 임상 유형 가운데 사고와 감정의 혼란, 인격의 황폐화 퇴행이 가장 심함 • 행동은 원시적이고 의미 없는 웃음이나 얼굴 찡그림 등이 특징 • 정동변화가 두드러지고, 감정은 천박하고 부적절함
긴장형 (catatonic)	• 15~25세에 호발함 • 대개 정신적 외상(psychic trauma) 후 급성으로 발병함 • 극심한 정신운동장애(psychomotor disturbance)가 특징임 • 흥분상태에서는 강한 긴장을 보임 – 잠시도 쉬지 않고 안절부절못함 – 난폭한 행동을 하기도 함
미분화형 (undifferentiated)	• 일반적 진단기준에는 합당함 • 진단적 특징의 특정 조합의 명백한 우위가 없이 한 가지 이상의 양상을 보이는 정신병성 병태임

24

주로 사춘기 전후에 발생하며, 인격의 황폐화, 퇴행, 지리멸렬한 사고, 감정의 둔마, 의미 없는 웃음, 부적절한 정서, 와해된 언어와 행동이 특징인 조현병의 유형은?

1) 단순형(simple type)
2) 편집형(paranoid type)
3) 긴장형(catatonic type)
4) 혼란형(disorganized type)
5) 미분화형(undifferentiated type)

문제해설

24 혼란형(disorganized type)

- 발병
  - 조기발병
    - 25세 이전
    - 주로 사춘기 전후
  - 만성화됨
- 증상
  - 사고와 감정의 혼란
  - 인격의 황폐화
  - 퇴행, 지리멸렬한 사고, 감정의 둔마
  - 의미 없는 웃음, 부적절한 정서
  - 와해된 언어와 행동
  - 일상생활 활동 수행에 장애
  - 대인관계 혼란, 사회적 고립 유발

답 4)

25

제시된 설명에 해당하는 정신분열병(조현병)의 임상유형은?

> 외모가 지저분하고 주책없고 어린애 같으며, 낄낄거리고, 거울을 쳐다보고 웃기도 하고 괴상한 행동을 한다

1) 혼란형
2) 단순형
3) 긴장형
4) 편집형
5) 미분화형

25 혼란형 정신분열병(조현병)

- 사고와 감정의 혼란
- 인격의 황폐화
- 퇴행, 지리멸렬한 사고, 감정의 둔마
- 의미 없는 웃음, 부적절한 정서
- 와해된 언어와 행동
- 일상생활 활동 수행에 장애
- 대인관계 혼란, 사회적 고립 유발

답 1)

26

다음 사례에 해당하는 조현병 유형은?

> 23세 남자 환자가 단정치 못한 용모로 쓸데없이 이리 저리 왔다 갔다 하고 이유 없이 갑자기 웃어대거나, 이상한 자세를 취하며 부적합한 미소를 짓고 또는 거울을 계속 쳐다보는 행동을 보인다

1) 혼란형
2) 긴장형
3) 편집형
4) 잔류형
5) 미분화형

26 혼란형의 증상

- 사고와 감정의 혼란
- 인격의 황폐화
- 퇴행, 지리멸렬한 사고, 감정의 둔마
- 의미 없는 웃음, 부적절한 정서
- 와해된 언어와 행동
- 일상생활 활동 수행에 장애
- 대인관계 혼란, 사회적 고립 유발

답 1)

27

다음과 같은 증상이 특징인 제2유형의 정신분열증의 유형은?

- 과도하고 목적 없는 이상한 움직임
- 말을 안 하거나 앵무새처럼 말을 따라함
- 자해행위, 영양실조, 극도의 피로, 고열, 불수의적으로 다른 사람의 동작을 반복함

1) 혼란형
2) 긴장형
3) 편집형
4) 잔류형
5) 미분화형

28

다음 사례에 해당하는 제1유형 정신분열증의 증상은?

버스와 같이 사람이 많은 곳에 갔는데 다른 사람들이 웃으면 자기를 비웃는다고 생각한다

1) 피해망상
2) 관계망상
3) 과대망상
4) 애정망상
5) 신체망상

문제해설

27
- 혼란형
  - 무뚝뚝하거나 상황에 맞지 않는 어리숙함, 웃음과 찡그림
  - 발병이 느리고 알아차리기가 힘듦, 어린나이에 발병(25세 이전), 사고와 감정의 혼란
- 편집형
  - 다소 늦게 30대 전후에 발병, 인지와 감각운동 능력은 정상
  - 일이나 자조 영역을 포함한 역할기능에는 예후가 좋음, 망상, 과대망상, 환정이 주된 특징
- 잔류형
  - 환각망상 또는 붕괴가 없을 때, 환자는 음성 증상이나 두 개 이상 정신과적 증상이 있음
  - 정신 분열이 급성 활동 증상은 회복되어 정신병적 증상이 뚜렷하지 않음
- 미분화형
  - 환각, 망상, 구조화되는 많은 말이나 행동을 보이지만, 다른 진단형들과 겹쳐있고 어떠한 타입과도 일치하지 않음
  - 어린 시절에 일찍 나타나며, 집중장애와 비슷, 예후는 다양하지만, 증상은 확실하고 얼굴에 표정 변화가 없음
  - 자발적으로 자신의 감정표현을 하지 않음
  - 대화할 때 상대방의 시선을 피함
  - 주위사람과 대화를 꺼림
  - 자기 몸이나 위생에 신경을 안씀
  - 사회적 활동에 관심이 없고 참여하지 않음

답 2)

28
- 피해망상 : 자기가 다른 사람에게 피해를 받는다는 내용, 감시나 도청 미행 등을 당하고 있다고 생각
- 관계망상 : 자기와 아무런 관계가 없는 것이 관계가 있다고 잘못 믿는 것
- 과대망상 : 자기가 위대한 사람이라거나 종교적 인물이 되었거나, 그 사람이 나를 사랑한다고 믿음
- 애정망상 : 유명한 사람이 자기를 사랑하고 있다는 잘못된 믿음
- 신체망상 : 어떤 병에 걸렸다고 잘못 믿거나, 신체의 일부가 잘못 되었다고 생각하는 것

답 1)

OCCUPATIONAL THERAPY

4

C·H·A·P·T·E·R

양극성 및 관련 장애, 우울장애

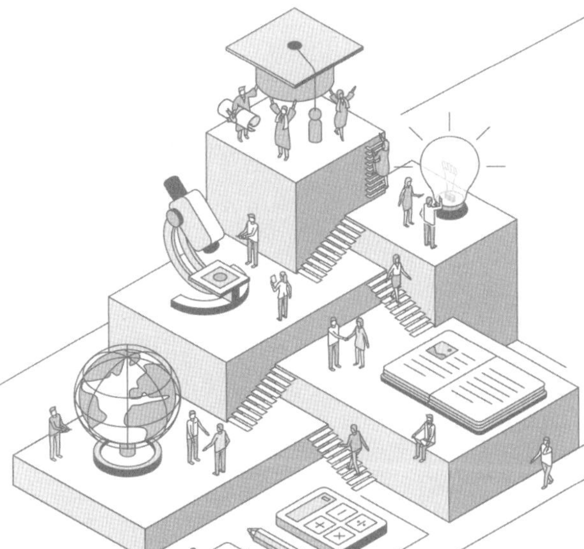

예·상·문·제·풀·이

01

계절성 양상 동반한(with seasonal pattern) 양극성장애의 특성으로 옳은 것은?

1) 대개 초가을이 되면 우울증이 끝난다
2) 햇빛이 많아지는 계절이나 가을철에 많이 발생한다
3) 흔히 봄부터 여름에 걸쳐 경조증이 뒤따라 나타난다
4) 수면과다, 탄수화물 갈구에 의한 영양결핍이 특징적 증상이다
5) 기분장애의 발생과 회복이 3년을 주기로 특정 시기와 관련이 있다

02

Ⅱ형 양극성 장애의 특징으로 옳은 것은?

1) Ⅰ형보다 젊은 나이에 발병한다
2) Ⅰ형보다 결혼생활을 더 잘 영위한다
3) 우울증과 심한 조증이 교대로 나타난다
4) 주요우울장애보다 자살위험도는 더 낮다
5) 보통 조증 삽화 사이에 가끔 가벼운 우울증이 끼어드는 형태로 나타난다

문제해설

01 1) 대개 초봄이 되면 우울증이 끝난다.
2) 햇빛이 적어지는 계절이나 겨울철에 많이 발생한다.
4) 수면과다, 탄수화물 갈구에 의한 과식 등이 특징적 증상이다.
5) 기분장애의 발생과 회복이 1년 중 특정 시기와 관련되어 있다.

계절성 양상 동반(with seasonal pattern) 양극성장애

- 기분장애의 발생과 회복이 1년 중 특정 시기와 관련되는 경우임
- 햇빛이 적어지거나 또는 실적이 많은 겨울철에 많이 발명함
- 주로 북쪽지역에 많음
- 우울증과 더불어 비전형적 증상이 나타남
  - 수면과다, 무기력, 탄수화물 갈구에 의한 과식, 체중증가, 정신운동 지연 등이 특징적 증상임
- 대개 초봄이 되면 우울증이 끝남
- 흔히 봄부터 여름에 걸쳐 경조증이 뒤따라 나타남
- 원인으로 멜라토닌(melatonin) 조절장애가 제시되고 있음
- 수면박탈(sleep deprivation) 치료와 광선치료(light therapy)에 효과가 있음

답 3)

02 Ⅱ형 양극성 장애

개념	• 우울증과 경조증이 교대로 나타나는 경우 – 적어도 하나의 경조증 삽화와 하나의 주요우울증 삽화가 있을 경우 • 임상 양상 – 일차적 양상이 우울 삽화이며 병세의 경과 중에 가벼운 조증(경조증) 삽화가 간혹 끼어드는 형태로 나타나는 수가 많음
역학	• 평생유병률은 0.5% 정도임 • Ⅰ형과 비교 – 보다 젊은 나이에 발병함 – 결혼생활에 장애가 더 심함 – 주요우울장애보다 자살위험도가 더 큼

답 1)

03

우울증 환자를 위한 활동선택 전략으로 적절한 것은?

1) 반복적인 활동을 피한다
2) 비구조적인 활동을 추천한다
3) 느리고 간헐적인 활동을 추천한다
4) 일어서서 주위를 돌아다니도록 용인한다
5) 밸리 댄스 같은 대운동 활동은 에너지를 배출하는 데 도움이 된다

04

양극성장애, 감정부전장애, 순환성 장애는 어느 질환에 속하는가?

1) 조현병
2) 기분장애
3) 학습장애
4) 반응성 애착장애
5) 자폐스펙트럼 장애

05

21세의 대학생이 부모에게 욕을 하고 물건을 집어던지는 행동을 보여 가족들에 의해 응급실로 방문하였다. 보호자의 말에 따르면 약 1개원 전부터 평소와는 달리 자신감이 넘쳐 보이고 밤늦게까지 잠도 안자고 돌아다녔다고 한다. 환자는 여기저기 전화도 많이 하고 돈도 많이 쓰고 다녔다고 하며 이를 말리는 부모에게 크게 화를 내곤 하였다. 면담 시 환자는 자신이 예수인데 악마인 부모가 자신을 괴롭히고 방해한다고 하였고, 자신은 아무 병도 없다고 화를 내었다. 목소리도 컸고, 사고의 진행이 빨랐으며, 사고의 비약이 심하였다. 환청, 지남력 장애, 기억장애는 없었다. 이 경우 가장 타당한 진단명은?

1) 정신분열증(조현병)
2) 양극성 장애
3) 주요우울장애
4) 망상장애
5) 순환성 장애

문제해설

03 반복적 활동 추천, 비구조적 활동 비추천
4), 5)는 조증환자에게 적용

답 3)

04 기분장애

조증, 우울증, 주요우울장애, 양극성 장애, 가정부전장애, 순환성 기분장애 등이 속함

답 2)

05 양극성 장애 Ⅰ(bipolar disorder)

- 조증과 우울증이 교대로, 조증이 반복적으로 나타남
- 팽창된 자존심과 과대성
- 감소된 수면욕구
- 평소보다 말이 많고 계속 지껄이려는 압력
- 사고의 비약, 분주하다는 주관적 경험
- 산만
- 목적 지향적 활동의 증가
- 쾌락활동에 과도한 몰두

답 2)

06

여성에게 주로 나타나며, 특히 출산 직후에 더 빈번하다. 조증의 정도가 심하지 않으며, 한 번 이상의 주요 우울증 삽화가 나타나며, 적어도 한 번의 경조증 삽화가 동반된다. 약 10~15% 정도가 자살 시도를 하는 감정장애의 유형은?

1) 순환성 장애
2) 감정부전장애
3) 주요우울장애
4) 양극성 장애 Ⅰ
5) 양극성 장애 Ⅱ

07

다음 환자에 대한 설명으로 거리가 먼 것은?

> 김영택씨는 33세 남자로 몇몇 대학에 입학해서 다양한 과목을 전공했지만, 어느 대학도 졸업하지 못했다. 그가 계속해서 거쳐 온 직업들은 연관이 없어 보인다
> 접시 닦이, 생산물 직원, 버스 승무원, 항해 선박의 승무원, 잡역부등 영택씨는 수년에 걸쳐 다양한 기술을 익혔지만, 끝까지 하지는 못했으며, 그 문제에 대한 어떻게 해야 하는지도 모른다. 그와 같은 연령의 친구들은 전문직을 가지고 결혼을 했으며 가정을 꾸렸다. 영택씨는 친구들과 거리감을 느끼고 있다. 그는 우울증에 걸렸으며 두 번이나 자살을 시도했다

1) 환자는 스스로 계획을 세워 이루어본 적이 없다
2) 환자는 어릴 때 흥미가 있는 부분을 인정받지 못했다
3) 환자의 유년시절의 혼란들이 직업을 선택할 때 나타난 것이다
4) 치료사는 긴 시간동안 꾸준한 노력을 요구하는 활동을 제공한다
5) 치료사는 환자가 실패할 때마다 다그쳐 활동을 마무리하게 한다

문제해설

06 **양극성 장애 Ⅱ(bipolar disorder)**

- 발병 : 여성, 출산 직후에 위험이 높음
- 증상 : 조증의 정도가 심하지 않으며 한번 이상의 주요 우울증 삽화에 의해 특징지어지고 적어도 한 번의 경조증 삽화가 동반됨
  - 10~15% 정도가 자살을 시도함

답 5)

07 이 사례에서 작업치료사는 긴 시간 동안 꾸준한 노력을 요구하는 활동을 선택하고 성취하도록 하여 그가 자신이 가지고 있는 기술과 흥미에 맞는 다양한 활동에 노출될 수 있도록 한다. 치료사는 환자가 좌절할 때마다 새로운 도전이나 문제 해결 활동을 이용해 계속해서 활동에 흥미를 가질 수 있도록 유도한다. 치료사는 작품들을 판매하거나 다른 이들을 가르치게 하여 환자가 새로운 방법을 발견할 수 있도록 돕는다. 치료사는 환자를 너무 힘들게 다그치지 않도록 주의한다.

답 5)

08

우울증 환자에 대한 작업환경 변형으로 가장 적절한 것은?

1) 업무량을 줄인다
2) 분리된 칸막이 방을 제공한다
3) 회의를 오디오 녹음할 수 있도록 한다
4) 작업환경에서 물을 마실 수 있게 허용한다
5) 서류를 크게 소리 내어 읽을 수 있게 허용한다

09

60세 된 여성 환자가 2달 전부터 의욕이 없고, 쉽게 피로해지고, 힘이 하나도 없다고 하였다. 밥맛도 없어 식사도 거의 하지 않았으며 체중도 많이 줄었다고 한다. 그녀는 자신의 기억력이 많이 떨어졌다고 했으며, 지남력과 기억력에 관한 질문에 대해서는 "잘 모르겠다"고 대답을 하였다. 이 환자에 가장 적합한 진단은?

1) 치매
2) 범불안증상
3) 양극성장애
4) 주요우울증
5) 분열정동장애

10

조증환자의 관리로 보기 어려운 것은?

1) 에너지의 배출을 억제시킨다
2) 자부심이 강하므로 대립하지 않는다
3) 논쟁을 벌여 병세를 악화시키지 않게 주의한다
4) 투자나 사업을 벌려 손해를 입을 가능성이 있으므로 예방한다
5) 입원이 안 되는 경우에는 알코올남용, 낭비, 성적문란 등을 잘 감독해야 한다

문제해설

08 2) 산만한 환자
3) 학습장애
4) 구강 건조증
5) 학습장애

답 1)

09 하루의 대부분, 거의 매일 지속되는 우울한 기분이 주관적인 보고나 객관적인 관찰에서 드러남, 거의 모든 일상 활동에 대한 흥미나 즐거움이 뚜렷하게 저하–체중감소나 체중증가, 식욕감소나 증가–불면이나 과다수면–정신 운동성 초조나 지체–피로나 활력 상실–무가치감, 과도한 죄책감–사고력이나 집중력의 감소, 우유부단함–반복되는 죽음에 대한 생각, 자살사고, 자살기도, 자살수행계획

→ 9개의 문항 중 5개의 이상이 연속 2주 동안 지속되어 이전 기능의 변화가 나타나는 경우 주요우울장애로 진단

답 4)

10 **조증환자 관리**

- 에너지가 넘치므로 이를 적절히 배출할 수 있어야 함
- 투자나 사업을 벌려 손해를 입을 가능성이 있으므로 예방
- 입원이 안 되는 경우는 알코올남용, 낭비, 성적문란 등을 잘 감독
- 자부심이 강하므로 대립하거나 논쟁을 벌여 병세를 악화시키지 않게 주의

답 1)

11

다음 설명은 우울증과 불안을 지닌 사람들의 전형적인 정보처리 과정의 문제이다. 무엇인가?

> • '나는 항상 실패한다'라는 생각을 한다
> • 한 가지 경험을 가지고 모든 일에 적용한다

1) 파국
2) 개인화
3) 선택적 추상
4) 과도한 일반화
5) '모두가 아니면 전혀'라는 사고

문제해설

11 해설내용 참조

답 4)

우울증과 불안을 지닌 사람들의 전형적인 정보처리과정의 문제(Error)

Explanation

1. 선택적 추상(selective abstraction)

• 다른 상황에 대한 고려 없이 한 가지만을 보고 판단

2. 과도한 일반화(over-generalization)

1) '나는 항상 실패한다'라는 생각
2) 한 가지 경험을 가지고 모든 일에 적용

3. 파국(catastrophising)

1) 특정 상황에서 긍정적인 생각보다는 부정적 생각이 지배적임
2) '이것을 망치면 해고될 거야'라는 생각

4. '모두가 아니면 전혀'라는 사고(all-or-nothing thinking)

• 반대의 두 생각 중 하나에만 집착하는 것

5. 개인화(personalization)

1) 모든 문제를 자신과 연관시킴
2) '이 잘못은 나 때문이야'라는 생각

12

우울증의 증상으로 가장 타당한 것은?

1) 잠이 많아지고, 자주 피로해진다
2) 사고의 과정은 비약이 많고 연상이 빠르다
3) 사고의 비약, 신어증, 음향연상, 지리멸렬 등의 장애가 나타난다
4) 의기양양, 기고만장, 흥분상태가 되고 매사에 속도가 빨라진다
5) 말이 힘차고 높낮이가 자주 변하며, 강조하는 악센트가 두드러진다

문제해설

12 해설내용 참조

답 1)

우울증

Explanation

1. 경한 우울증

1) 정서적으로 우울하며 슬픈 느낌을 가짐
2) 자신감이 없고 생의 의욕이 없고 피곤해함
3) 사고는 몇몇 주제에 국한되며 질문에 대한 답변이 매우 느림
4) 체중감소, 식욕부진, 소화장애, 변비, 두통, 수면장애, 쇠약상태 등을 호소

2. 심한 우울증

1) 경한 상태에서와 비슷하지만 정서적 고통이 훨씬 심각하게 됨
2) 무력감, 고립무원감, 분노와 공격의 감정죄책감, 자기징벌의 욕구 또는 망상 등의 이유로 자살을 시도하거나 자해하는 수가 있음
3) 사고진행에 억제가 나타나고 말은 느리고 대답은 간단하며 단음절이며 낮은 목소리
4) 우울상태 중 가장 심한 혼수성 우울증이 되며 자발적인 운동행위와 외부자극에 최소한의 반응 밖에 없어짐
5) 지연성우울(retarded depression)이 나타남
   - 행동은 점차 지연되고 억제되어 시작할 때나 수행할 때에 매우 느리며 심할 때는 혼수상태에 빠지는 것
6) 격정성 우울 나타남

13

심한 조증환자의 증상으로 가장 타당한 것은?

1) 사고 진행에 억제가 나타난다
2) 잠을 안자며 피곤해 하지도 않는다
3) 지연성 우울(retarded depression)이 나타난다
4) 경한 상태에서와 비슷하지만 정서적 고통이 훨씬 심각하다
5) 말이 느리고, 대답은 간단하며, 단음절이며, 낮은 목소리가 특징이다

14

산만하고 집중하지 못해 요리 활동을 유지하기 어려울 것으로 예상되는 질환은?

1) 우울
2) 조증
3) 강박증
4) 성격장애
5) 해리장애

문제해설

13 해설내용 참조

답 2)

14 해설내용 참조

답 2)

조증

Explanation

경조증 (hypomania)	• 가벼운 형태의 조증상태가 어느 정도 지속되는 상태임 • 감정은 유쾌해지며, 자기주장이 많고 자기도취, 자기확신, 자기만족, 자신감, 힘 등 • 여러 가지 야심적인 계획에 가득 차있고 금방 실패하거나 포기해 버릴 일을 벌여 놓음 • 목소리가 커지고 말이 빠르고 많으며 최상급의 정도를 나타내는 수식을 사용 • 참을성 없고 무슨 일이든 지속적인 관심이 없고 분주하고 산만하여 사고과정이 일탈됨 • 장난이 심하고 떠들썩하고 쉽게 일탈하게 됨 • 타인과의 관계가 대개 피상적이고 타인의 교우나 느낌에 대해 둔감 • 감정의 기복이 갑작스럽게 나타남
조증상태 (manic state)	• 의기양양, 기고만장, 흥분상태가 되고 매사에 속도가 빨라짐 • 부와 권력에 관한 과대망상이나 종교적 과대망상, 피해망상도 나타남 • 사고의 과정은 비약이 많고 연상이 빠름 • 말이 힘차고 높낮이가 자주 변하며 강조하는 악센트가 두드러짐 • 사고의 비약, 신어증, 음향연상 지리멸렬 등의 장애가 나타남 • 자질구레한 장신구, 배지, 메달 따위의 기괴한 몸치장을 함 • 거의 잠도 안자고, 피로해 하지도 않음 • 활동하는 동안 다치고 베이기도 하지만 관심도 없고 심각히 여기지 않음 • 대개는 예의범절을 무시함

15

우울증 환자에게 미술 작업을 통해 자신의 의식세계를 표현하도록 하였다. 어떤 접근법인가?

1) 인지적 접근
2) 행동학적 접근
3) 감각통합 접근
4) 신경발달적 접근
5) 정신분석학적 접근

문제해설

15 해설내용 참조

답 5)

정신분석 치료

Explanation

1. 우울증의 정신치료

1) 정신분석적 정신치료

- 우울증과 관련된 무의식적 갈등과 장애를 지속시키는 동기에 대한 치료

2) 인지치료

(1) 자신과 세계에 대한 부정적인 태도를 버리게 함
(2) 유연성 있고 긍정적이고 적극적인 사고방식을 가지게 함
(3) 새로운 인식과 행동반응을 연습하는 것

3) 행동치료

(1) 학습이론에 기초한 치료 기법임
(2) 단기적이며 매우 구조화된 원치 않은 특정한 행동에 대한 치료법

4) 대인관계치료

(1) 현재의 대인관계장애
① 과거의 어떤 사건에 그 원인이 있다고 봄
② 현재의 우울증을 악화, 고착시키고 있다고 봄
(2) 자신감, 왜곡된 사고, 사회성 기술 등을 다룸

5) 가족치료

(1) 병 때문에 환자의 결혼생활이나 가족기능에 위협이 있을 때 시도됨
(2) 가족상황이 환자의 우울증을 악화시킬 때 시도됨

6) 집단치료

(1) 환자들은 집단을 통해 지지받음
(2) 대화는 긍정적 재강화를 하는 데 도움 받음
(3) 정신분석적으로 왜곡된 전이와 인지가 수정될 수 있음

2. 아동의 정신분석적(psychodynamic) 치료

1) 치료목적
   - 과거의 갈등과 요구들을 다시 조율함
2) 정서적 발달을 정상적 단계로 유도
   - 자신의 연령 수준까지 고착된 수준으로부터 높여가도록 도움
3) 평소 표현하지 못했던 것들을 표현하고 경험함
   - 스스로 자각하게 되며 그런 경험을 통해 관계의 성숙이 이루어짐
4) 상징놀이, 미술 등을 이용

16

정신과 증상에 반응하는 방법으로 적절한 것은?

1) 조증환자에게는 행동에 대해서 지속적인 칭찬과 관심을 주는 것이 필요하다
2) 우울증은 약물치료 3주 정도가 지나면 우울증 증상이 경감되어 자살 가능성이 낮아진다
3) 우울증 환자는 문제해결을 위한 에너지가 많기 때문에 비구조화 된 활동을 추천할만하다
4) 불안으로 인해 강박적 행동이 나타날 때는 비난하지 말고 환자가 불안에 대처하는 방법이 라고 이해해 줘야 한다
5) 불안증상이 누군가에게 계속 요구를 하거나 방황 행동을 보이는 환자에게는 수용적 태도를 보일 경우 불안이 강화되기 때문에 항상 무시하는 것이 필요하다

17

양극성 장애를 가지고 있는 50대 여성은 현재 우울증을 보이고 있다. 이 여성을 위한 중재로 거리가 먼 것은?

1) 활동적인 탁구를 실시한다
2) 즐거움을 줄 수 있는 공놀이를 실시한다
3) 나무 조각을 통해 창의성 있는 활동을 한다
4) 의미 있는 일기장을 만드는 종이공예를 실시한다
5) 가능한 쉽게 성취할 수 있는 찰흙 활동을 실시한다

문제해설

16 조증환자는 치료사와의 관계에서 특별한 관계를 맺고 싶어하는 욕구를 갖기 때문에 치료사의 과도한 칭찬과 관심은 병적 증상을 악화 시킬 수 있다. 이에 칭찬과 관심에 주의를 기울여야 하며 단호하면서도 부드러운 태도가 도움이 된다. 불안증상이 누군가에게 계속적으로 요구하는 행동으로 나타난다면, 약속한 일정 수준까지는 요구를 들어주는 것이 도움이 되며, 우울증환자에게는 구조화 된 활동이 도움이 된다.

답 4)

17 3) 나무조각에 사용되는 날카로운 도구는 우울증을 겪고 있는 환자에게 자살의 도구가 될 수 있기 때문에 금기 활동이다.

답 3)

18

주요우울장애의 특징으로 옳은 것은?

1) 체중의 감소와 식욕의 증가가 나타난다
2) 사고력이나 집중력의 문제는 거의 없다
3) 몇몇 일상 활동에 흥미가 없거나 저하된다
4) 자살을 생각하지만 자살을 시도하지는 않는다
5) 하루의 대부분이 우울하며 거의 매일 지속된다

19

주요우울장애의 예후가 부정적인 사례는?

1) 증상이 경할 때
2) 입원기간이 짧을 때
3) 발병시기가 어릴 때
4) 성격장애가 없을 때
5) 사춘기 시절 친구가 있을 때

20

기분장애의 예후는?

1) 입원기간이 길수록 예후가 좋다
2) 발병시기가 어릴수록 예후가 좋다
3) 유발인자가 있을수록 예후가 나쁘다
4) 양극성 장애는 주요우울장애보다 예후가 좋다
5) 나이가 많아짐에 따라 우울증의 기간이 짧아진다

문제해설

18 주요우울장애

발병	• 20대 중반에 나타남
예후	• 2/3 완치, 1/3 잔류
증상	• 하루의 대부분, 거의 매일 지속되는 우울한 기분이 주관적인 보고나 객관적인 관찰에서 드러남 • 거의 모든 일상 활동에 대한 흥미나 즐거움이 뚜렷하게 저하됨 • 체중감소나 체중 증가, 식욕감소나 증가 • 불면이나 과다수면 • 운동성 초조나 지체 • 피로나 활력 상실 • 무가치감, 과도한 죄책감 • 사고력이나 집중력의 감소, 우유부단함 • 반복되는 죽음에 대한 생각, 자살사고, 자살기도, 자살수행계획 – 9개의 문항 중 5개의 이상이 연속 2주 동안 지속되어 이전 기능의 변화가 나타나는 경우 주요우울장애로 진단

답 5)

19 주요우울장애

예후	• 주요우울장애는 양극성 장애에 비해 비교적 예후가 좋음 • 주요우울장애는 발병시기가 어릴수록 예후는 더 좋지 않음 • 사춘기 시절 친구가 있을 때, 성격장애가 없을 때, 발병이 늦을 때, 증상이 경할 때, 정신병적 양상이 없을 때, 입원기간이 짧을 때 예후가 좋음
재발	• 주요우울장애의 재발빈도는 대개 20년에 5~6회임 • 나이가 많아짐에 따라 우울증의 기간이 길어짐

답 3)

20 기분장애의 예후

- 주요우울장애는 양극성 장애에 비해 비교적 예후가 좋음
- 주요우울장애는 발병시기가 어릴수록 예후는 더 좋지 않음
- 사춘기 시절 친구가 있을 때, 성격장애가 없을 때, 발병이 늦을 때, 증상이 경할 때, 정신병적 양상이 없을 때, 입원기간이 짧을 때 예후가 좋음
- 주요우울장애의 재발빈도는 대개 20년에 5~6회
- 나이가 많아짐에 따라 우울증의 기간이 길어짐

답 3)

21

다음 사례의 언어장애는?

> 양극성장애를 가진 김씨는 조증 상태에서 말이 많고 빠르며 중단시키기 어려울 때가 있다

1) 다변증(logorrhea)
2) 억양장애(dysprosody)
3) 언어빈약(poverty of speech)
4) 언어압박(pressure of speech)
5) 운동성 실어증(motor aphasia)

22

60세인 여자 환자가 식사도 하지 않고 하루 종일 누워만 있는다고 하여 가족들에 의해 정신과 외래를 방문하였다. 약 2달 전부터 의욕이 없고, 쉽게 피로해지고, 힘이 하나도 없다고 하였다. 밥맛도 없고 식사도 거의 하지 않았으며 체중도 많이 줄었다고 한다. 지남력과 기억력에 관한 질문에 대해서는 "잘 모르겠다"고 대답을 하였다. 여러 가지 검사와 이학적 검사상에는 이상이 없었으며, 과거력상 정신장애도 없었다. 이 환자에게 가장 적합한 진단은?

1) 양극성 장애
2) 주요 우울장애
3) 치매
4) 범 불안증상
5) 분열정동장애

23

우울증 환자에 대한 작업치료 중재 전략으로 거리가 먼 것은?

1) 환자에게 무엇 때문에 우울한지 말하게 한다
2) 환자를 과잉보호 및 도움을 주지 말아야 한다
3) 주변의 상황이 절망적으로 보이는 것에 절대적으로 동의한다
4) 치료사는 위생, 몸단장, 외모를 소홀히 방치하지 못하도록 한다
5) 환자가 현실적으로 완수할 수 있는 실질적 단기목표와 활동을 정하도록 돕는다

문제해설

21

언어압박 (pressure of speech)	• 말이 많고 빠르며 중단시키기 어려울 때 • 주로 조증상태에서 관찰
다변증 (logorrhea)	• 말은 많지만 논리적일 때
언어빈약 (poverty of speech)	• 말이 적고 대답이 단음절일 경우
억양장애 (dysprosody)	• 말에 정상적 억양이 없을 때
발음장애/구음장애 (dysarthria)	• 단어 선택이나 문법은 올바르나 발음의 장애가 있을 때
운동성 실어증 (motor aphasia)	• 말은 이해하나 말하지 못하는 경우

답 4)

22 주요 우울장애

- 하루의 대부분, 거의 매일 지속되는 우울한 기분이 주관적인 보고나 객관적인 관찰에서 드러남
- 거의 모든 일상 활동에 대한 흥미나 즐거움이 뚜렷하게 저하
- 체중감소나 체중증가, 식욕감소나 증가
- 불면이나 과다수면
- 정신 운동성 초조나 지체
- 피로나 활력 상실
- 무가치감, 과도한 죄책감
- 사고력이나 집중력의 감소, 우유부단함
- 반복되는 죽음에 대한 생각, 자살사고, 자살기도, 사살수행계획
  - 9개의 문항 중 5개의 이상이 연속 2주 동안 지속되어 이전 기능의 변화가 나타나는 경우 주요우울장애로 진단

답 2)

23 우울증은 일차적 증상은 정동(기분)장애이다. 일반적인 기질적 장애이다. Engel은 치료사가 과잉보호 및 도움을 삼가야 한다고 제안한다. 사실 차분한 수용이 가장 바람직하다. 작업치료사는 환자의 말을 경청하고 반응해야 하지만, 상황이 절망적으로 보이는 것에 절대 동의해서는 안 된다. 대신 클라이언트가 현실적으로 완수할 수 있는 실질적 단기 목표와 활동을 선정하도록 방향을 제시하고 도와야 한다.

답 3)

24

정신과 환자인 40대 여성은 조증과 우울증이 교대로 나타나며, 평소보다 말이 많고, 팽창된 자존심과 과대성이 특징이다. 사고의 비약이 많으며, 산만한 이 여성의 양극성 장애 유형은?

1) 양극성 장애 Ⅰ
2) 양극성 장애 Ⅱ
3) 경조증(hypomania)
4) 감정부전장애(dysthymic disorder)
5) 순환성 장애(cyclothymic disorder)

25

20대 여성은 평소에 말이 많고, 사고의 비약이 심하며, 분주한 경향을 지닌다. 이 여성은 조증과 우울증이 교대로 나타나는 특징을 지닌다. 이 여성의 기분장애는 무엇인가?

1) 광장 공포증
2) 양극성 장애
3) 주요우울장애
4) 오셀로 증후군
5) 외상 후 스트레스 장애

26

Ⅱ형 양극성 장애에 대한 설명으로 옳은 것은?

1) Ⅰ형보다 젊은 나이에 발병한다
2) Ⅰ형보다 결혼생활을 더 잘 유지한다
3) 주요우울장애보다 자살위험도는 더 낮다
4) 조증삽화 앞뒤로 경조증이나 우울증 삽화가 나타난다
5) 주요 양상은 조증이며 가벼운 우울증이 간혹 나타난다

문제해설

24 해설내용 참조

답 1)

25 해설 내용 참조

답 2)

26 해설내용 참조

답 1)

양극성 장애

Explanation

1. Ⅰ형 양극성 장애(bipolar Ⅰ disorder)

1) 개념
   (1) 조증과 주요우울증이 교대로 나타나는 장애
   (2) 조증삽화가 반복됨
      • 조증삽화 앞에 또는 뒤에 경조증 삽화나 주요 우울증 삽화가 올 수 있음
2) 역학
   (1) 기분장애(주요우울증 포함됨) 평생유병률은 2~25%로 다양함
   (2) 발병의 남녀차이가 거의 없음
   (3) 전 연령층에서 발생하나, 평균적으로 10대 후반에서 20대 초반에 가장 많이 발병함
   (4) 30대에 유병률이 가장 높음
   (5) 이혼하였거나 별거중인 사람이 많음
   (6) 우울증은 농촌지역에 많고 양극성 장애는 학력이 낮은 사람에게 많음

2. Ⅱ형 양극성 장애

1) 개념
   (1) 우울증과 경조증이 교대로 나타나는 경우
      • 적어도 하나의 경조증 삽화와 하나의 주요우울증 삽화가 있을 경우
   (2) 임상 양상
      • 일차적 양상이 우울 삽화이며 병세의 경과 중에 가벼운 조증(경조증) 삽화가 간혹 끼어드는 형태로 나타나는 수가 많음
2) 역학
   (1) 평생유병률은 0.5% 정도임
   (2) Ⅰ형과 비교
      ① 보다 젊은 나이에 발병함
      ② 결혼생활에 장애가 더 심함
      ③ 주요우울장애보다 자살위험도가 더 큼

27

다음 사례에 해당하는 진단은?

> 24세 여자환자가 약 3년 전부터 주기적으로 며칠씩 식욕저하, 불면, 피로감, 자기비하, 절망감 등의 증상이 있어 왔다고 한다. 이러한 증상 등은 1주일 이상 지속되지는 않았으나 정상상태보다는 안 좋은 날이 더 많았다고 한다

1) 순환성 장애
2) 감정부전장애
3) 주요우울장애
4) 양극성 장애 Ⅰ형
5) 양극성 장애 Ⅱ형

28

우울증에 대한 일반적 증상으로 옳은 것은?

1) 체중이 증가한다
2) 수면시간이 길어진다
3) 질문에 대한 답변이 빠르다
4) 정서적으로 우울하지만 자신의 의견은 확고하다
5) 자살에 대한 생각은 심한 우울증에서 회복될 때 가장 빈번하게 나타난다

29

다음 중 우울증 치료 중재로 옳은 것은?

1) 무엇이 가장 힘든지 말하게 한다
2) 클라이언트가 외모를 유지하지 못하도록 한다
3) 초기에는 많은 선택권을 부여하기 위해 다양한 활동을 제공한다
4) 조명과 소음을 늘리고 활동에 집중할 수 있는 환경을 만들어준다
5) 치료사는 말을 경청해주고 반응해주어야 하며 절망적이라는 상황에 동의해야 한다

문제해설

27 순환성 장애(cyclothymic disorder)

- 발병 : 10대 또는 20대 초기에 서서히 발생
- 예후 : 1/3 주요 우울장애 또는 양극성 장애Ⅱ로 발전
- 증상
  - 양극성 장애Ⅱ가 경한 상태로 적어도 2년간 경조증과 경우울이 교대로 나타남
  - 어린 시절 구강기적 갈등, 외상 및 고착, 대상과의 관계혼란 등과 관계있음

답 1)

28 우울증에 대한 설명으로

- 정서적으로 우울하며 슬픈 느낌, 자신감이 없고, 사고가 느리며 질문에 답변이 느리다.
- 우유부단한 성격이 나타나고 체중감소, 수면장애 등이 나타나며
- 자살에 대한 생각은 심한 우울증에서 회복될 때 가장 빈번하게 일어난다.

답 5)

29

- 클라이언트가 외모를 유지하도록 독려한다.
- 초기에는 많은 선택권을 부여하는 것보다 두 가지 활동만을 제시한다.
- 조명과 소음을 줄이고 활동에 집중할 수 있는 환경을 만들어준다.
- 치료사는 말을 경청해주고 반응하지만 절망적이라고 하는 상황을 동의해서는 안된다.

답 1)

30

조증과 우울증이 교대로 나타나며 조증이 반복적으로 나타나는 특징을 지니며 팽창된 자존심과 과대성이 특징인 기분장애는?

1) 순환성 장애
2) 감정부전장애
3) 주요우울장애
4) 양극성 장애 Ⅰ
5) 양극성장애 Ⅱ

문제해설

30 해설내용 참조

답 4)

양극성 장애

Explanation

1. 양극성 장애 Ⅰ(bipolar disorder)

1) 정의 : 조증과 우울증이 교대로, 조증이 반복적으로 나타남
2) 임상증상
   (1) 팽창된 자존심과 과대성
   (2) 감소된 수면욕구
   (3) 평소보다 말이 많고 계속 지껄이려는 압력
   (4) 사고의 비약, 분주하다는 주관적 경험
   (5) 산만함
   (6) 목적 지향적 활동의 증가
   (7) 쾌락활동에 과도한 몰두

2. 양극성 장애 Ⅱ(bipolar disorder)

1) 발병 : 여성, 출산 직후에 위험이 높음
2) 증상
   (1) 조증의 정도가 심하지 않으며 한번 이상의 주요 우울증 삽화에 의해 특징지어지고 적어도 한 번의 경조증 삽화가 동반함
   (2) 10～15% 정도가 자살 시도

3. 감정부전장애(dysthymic disorder)

1) 발병 : 여성이 2～3배 더 많음
2) 예후 : 주요 우울장애보다 심각도는 덜하지만 2년 이상 지속됨
3) 증상 : 조증삽화가 없으며 거의 매일, 하루 종일 지속되는 우울한 기분이 특징

4. 순환성 장애(cyclothymic disorder)

1) 발병 : 10대 또는 20대 초기에 서서히 발생함
2) 증상 : 양극성 장애Ⅱ가 경한 상태로 적어도 2년간 경조증과 경우울이 교대로 나타남

31

보통 우울증과 경조증이 교대로 나타나지만 일차적 양상이 우울증이며 병세의 경과 중 가벼운 조증이 나타나는 질환은?

1) 경조증
2) 우울증
3) 순환성 장애
4) Ⅰ형 양극성 장애
5) Ⅱ형 양극성 장애

32

우울증의 임상양상 중 정서적 증상만으로 나열된 것은?

1) 수면장애, 성욕감퇴
2) 식욕 감퇴, 체중감소
3) 정신운동성 초조나 지연
4) 질병망상, 빈곤망상, 허무망상
5) 슬픔, 죄책감, 자살에 대한 집착, 무력감

문제해설

31 Ⅱ형 양극성 장애 : 개념

- 우울증과 경조증이 교대로 나타나는 경우 : 적어도 하나의 경조증 삽화와 하나의 주요우울증 삽화가 있을 경우
- 임상 양상 : 일차적 양상이 우울 삽화이며 병세의 경과 중에 가벼운 조증(경조증) 삽화가 간혹 끼어드는 형태로 나타나는 수가 많음

답 5)

32

- 정서적 증상 : 슬픔, 죄책감, 자살에 대한 집착, 무력감
- 신체적 증상 : 식욕 감퇴, 체중감소, 수면장애, 정신운동성 초조나 지연, 성욕감퇴
- 정신병적 증상 : 질병망상, 빈곤망상, 허무망상

답 5)

5

C·H·A·P·T·E·R

망상장애

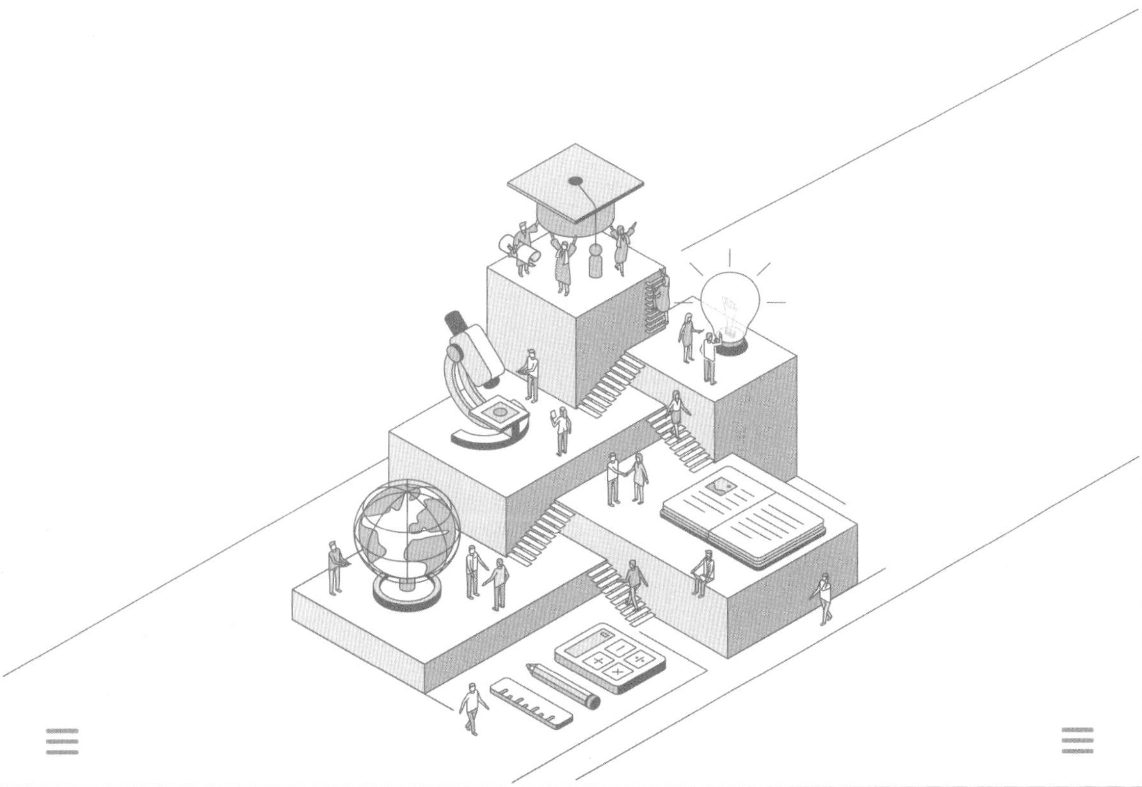

예·상·문·제·풀·이

01

정신과 환자인 50대 K씨는 자신의 친구가 자신이 살해할 것이라는 망상을 하고 있다. 어떤 종류의 망상인가?

1) 과대망상
2) 피해망상
3) 관계망상
4) 자책망상
5) 조종망상

문제해설

01 해설내용 참조

답 2)

망상의 종류

Explanation

종류	내용
과대망상 (delusion of grandeur)	• 자신이 위대하다, 전능하다, 부자라고 믿는 망상 • 열등감, 불안정감에서 나옴
피해망상 (delusion of persecution)	• 누군가 자신을 해치려 한다는 망상 • 대개 자신의 증오, 공격성이 투사된 결과
관계망상 (delusion fo reference)	• 주변의 일이 자기 자신과 관련되었다는 망상 • 누군가가 또는 신문, 라디오가 내 말을 하고 있다는 망상
자책망상 (delusion of self-accusation)	• 죄의식과 자기징벌을 내용으로 하는 망상 • 초자아가 심하게 비판적일 때 나타남 – 죄망상, 빈곤망상, 병망상, 허무망상 등 • 죄의식, 자존심손상, 자기징벌, 적개심 등이 투사된 결과
조종망상 (idea of control)	• 자신이 타인에 의해 또는 미지의 존재에 의해 조종당한다는 망상 • 사고흡입, 사고탈취, 사고전파 등
질투망상 (delusion of loving)	• 자신의 배우자나 사랑하는 사람이 부정하다고 믿는 것
연애망상 (delusion of loving)	• 누군가 자기를 몹시 사랑하고 있다는 믿음 • 존재하지 않는 사람 또는 죽은 사람이 자신을 사랑한다는 믿음 • 유명인사가 신분 때문에 몰래 자기를 사랑한다고 믿음
빙의망상 (delusion of possession)	• 귀신, 악령, 동물이 자신의 몸속에 들어와 지배한다는 망상

02

자신의 배우자가 부정하다고 믿는 망상의 유형은?

1) 피해망상
2) 관계망상
3) 자책망상
4) 질투망상
5) 연애망상

문제해설

02 해설내용 참조

답 4)

망상의 유형

Explanation

1. 과대망상(delusion of grandeur)

1) 자신이 위대하다, 전능하다, 부자라고 믿는 망상
2) 열등감, 불안정감에서 나옴

2. 피해망상(delusion of persecution)

1) 누군가 자신을 해치려 한다는 망상
2) 대개 자신의 증오, 공격성이 투사된 결과

3. 관계망상(delusion of reference)

1) 주변의 일이 자기 자신과 관련되었다는 망상
2) 누군가가 또는 신문, 라디오가 내 말을 하고 있다는 망상

4. 자책망상(delusion of self-accusation)

1) 죄의식과 자기징벌을 내용으로 하는 망상
2) 초자아가 심하게 비판적일 때 나타남 : 죄망상, 빈곤망상, 병망상, 허무망상 등이 있음
3) 죄의식, 자존심손상, 자기징벌, 적개심 등이 투사된 결과

5. 조종망상(idea of control)

1) 자신이 타인에 의해 또는 미지의 존재에 의해 조종당한다는 망상
2) 사고흡입, 사고탈취, 사고전파 등

6. 질투망상(delusion of loving)

- 자신의 배우자나 사랑하는 사람이 부정하다고 믿는 것

7. 연애망상(delusion of loving)

1) 누군가 자기를 몹시 사랑하고 있다는 믿음
2) 존재하지 않는 사람 또는 죽은 사람이 자신을 사랑한다는 믿음
3) 유명인사가 신분 때문에 몰래 자기를 사랑한다고 믿음

8. 빙의망상(delusion of possession)

• 귀신, 악령, 동물이 자신의 몸속에 들어와 지배한다는 망상

03

다음 설명에 해당하는 망상 유형은?

다른 사람이 자신을 사랑한다는 망상

1) 신체형
2) 혼합형
3) 질투형
4) 피해형
5) 색정형

04

다음 설명에 해당하는 망상장애는?

배우자나 부모를 의심하는 망상

1) 혼합형(mixed type)
2) 질투형(jealous type)
3) 과대형(grandiose type)
4) 색정형(erotomanic type)
5) 피해형(persecutory type)

문제해설

03
• 질투형 : 배우자나 연인이 외도를 하고 있다.
• 피해형 : 자신임 음모, 속임수, 염탐, 비방 등을 받고 있다.

답 5)

04
1) 혼합형(mixed type) : 위에 기술된 망상이 복합적으로 나타나는 것이다.
2) 질투형(jealous type) : 배우자나 부모를 의심하는 망상이다.
3) 과대형(grandiose type) : 어떤 특별한 또는 굉장한 재능을 갖고 있다거나 어떤 중요한 발견을 하였다는 망상이다.
4) 색정형(erotomanic type) : 다른 사람이 자신을 사랑하고 있다는 망상이다.
5) 피해형(persecutory type) : 자신이 감시, 음모, 독살 등의 위험에 있다 망상이다.

답 2)

05

망상 환자인 30대 여성은 인기 영화배우 K씨가 자신을 사랑하고 있다고 믿고 있다. 이 여성은 K씨를 만나기 위해 편지와 선물을 지속적으로 하고 있다. 이 여성이 지닌 망상은 어떤 유형인가?

1) 색정형
2) 과대형
3) 질투형
4) 피해형
5) 신체형

문제해설

05 해설내용 참조

답 1)

망상의 임상양상

Explanation

색정형 (Erotomanic Type)	• 자신이 누군가에 의해 사랑받고 있다는 것 • 성적 매력에 의해서라기보다 영적 결합에 의한 것 • 상대방은 높은 신분으로 유명한 사람, 직장의 상사일 때가 흔함 – 전혀 모르는 사람일 수도 있음 – 그 상대방과 접촉하기 위해 전화, 편지, 선물, 방문, 조사, 미행하기도 함 • 대개 여성에게 많음
과대형 (Grandiose Type)	• 자신이 위대하나 남들이 모르는 재능이나 통찰력을 가졌다는 망상 • 중요한 발견을 해서 정부의 중요 직책을 맡았다는 등의 망상
질투형 (Jealous Type)	• 오셀로증후군, 결혼편집증 – 우리말로는 의처증, 의부증 • 정당한 이유 없이 배우자나 애인을 믿을 수 없다는 망상
피해형 (Persecutory Type)	• 사람 또는 다수의 사람들이 의도적으로 자기에게 피해를 준다는 망상 • 자신을 악의적으로 다루고 있다는 망상
신체형 (Somatic Type)	• 자신의 몸, 피부, 입, 항문, 성기 등에서 나쁜 냄새가 난다는 것 • 피부에 벌레가 기어 다닌다는 망상, 몸속에 기생충이 있다는 망상, 신체의 일정부위가 잘못 됐거나 추하다는 망상, 신체 일부의 기능이 잘못되었다는 망상 등
혼합형 (Mixed Type)	• 뚜렷한 한 개인의 망상유형으로 분류할 수 없으며, 한 개 이상의 망상적 특징들을 갖고 있음

06

다음 설명에 부합하는 망상 유형은?

- 주변의 일이 자기 자신과 관련되었다는 망상
- 누군가가 또는 신문, 라디오에서 내 말을 하고 있다는 망상

1) 과대망상
2) 피해망상
3) 관계망상
4) 조종망상
5) 자책망상

07

다음에서 설명하는 망상의 종류는?

주변의 일이 자신과 관련되며, 누군가가 또는 신문이나 라디오가 내 말을 하고 있다는 망상을 한다

1) 병망상
2) 허무망상
3) 피해망상
4) 빈곤망상
5) 관계망상

문제해설

06
- 과대망상(delusion of grandeur)
  - 자신이 위대하다, 전능하다, 부자라고 믿는 망상
  - 열등감, 불안정감에서 나옴
- 피해망상(delusion of persecution)
  - 누군가 자신을 해치려 한다는 망상
  - 대개 자신의 증오, 공격성이 투사된 결과
- 관계망상(delusion of reference)
  - 주변의 일이 자기 자신과 관련되었다는 망상
  - 누군가가 또는 신문, 라디오가 내 말을 하고 있다는 망상
- 자책망상(delusion of self-accusation)
  - 죄의식과 자기징벌을 내용으로 하는 망상
  - 초자아가 심하게 비판적일 때 나타남 → 죄망상, 빈곤망상, 병망상, 허무망상 등이 있음
  - 죄의식, 자존심손상, 자기징벌, 적개심 등이 투사된 결과
- 조종망상(idea of control)
  - 자신이 타인에 의해 또는 미지의 존재에 의해 조종당한다는 망상
  - 사고흡입, 사고탈취, 사고전파 등
- 질투망상(delusion of loving)
  - 자신의 배우자나 사랑하는 사람이 부정하다고 믿는 것
- 연애망상(delusion of loving)
  - 누군가 자기를 몹시 사랑하고 있다는 믿음
  - 존재하지 않는 사람 또는 죽은 사람이 자신을 사랑한다는 믿음
  - 유명인사가 신분 때문에 몰래 자기를 사랑한다고 믿음
- 빙의망상(delusion of possession)
  - 귀신, 악령, 동물이 자신의 몸속에 들어와 지배한다는 망상

답 3)

07
1) 병망상 : '나는 중병에 걸렸다'와 같은 망상
2) 허무망상 : '나는 뇌가 없다'와 같은 망상
3) 피해망상 : 누군가 자신을 해치려 한다는 망상, 대개 자신의 증오, 공격성이 투사된 결과
4) 빈곤망상 : '나는 망했다'와 같은 망상

답 5)

정신과작업치료

08

다음 내용의 망상은 어떤 유형인가?

- 자신의 몸에서 나쁜 냄새가 난다고 주장한다
- 자신의 피부에 벌레가 기어 다닌다고 말하며, 몸속에 기생충이 있다고 생각한다

1) 질투형 망상
2) 신체형 망상
3) 색정형 망상
4) 과대형 망상
5) 피해형 망상

09

다음 설명하는 망상장애의 임상양상은?

- 자신이 위대하나 남들이 모르는 재능이나 통찰력을 가졌다는 망상이다
- 중요한 발견을 해서 정부의 중요 직책을 맡았다는 등의 망상이다

1) 질투형(jealous type)
2) 신체형(somatic type)
3) 과대형(grandiose type)
4) 색정형(erotomanic type)
5) 피해형(persecutory type)

10

신체형 망상장애의 내용으로 옳은 것은?

1) 누군가 자신을 사랑한다고 생각한다
2) 자신이 특별한 능력을 지녔다고 생각한다
3) 자신의 몸에서 나쁜 냄새가 난다고 생각한다
4) 사람들이 자신에게 피해를 주고 있다고 생각한다
5) 배우자의 외도를 과도하게 걱정하는 증상이 있다

문제해설

08 해설내용 참조

답 2)

09 해설내용 참조

답 3)

10 해설내용 참조

답 3)

11

30대 여성은 자신이 특정인으로부터 사랑을 받고 있다는 망상을 하고 있다. 어떤 종류의 망상인가?

1) 신체형 망상
2) 질투형 망상
3) 과대형 망상
4) 색정형 망상
5) 피해형 망상

문제해설

11 해설내용 참조

답 4)

12

40대 여성은 유명 가수로부터 자신이 사랑받고 있다고 생각하며, 그 가수와 영적 결합 상태라고 주장한다. 이 여성이 가지고 있는 망상의 종류는?

1) 질투형 망상
2) 신체형 망상
3) 색정형 망상
4) 과대형 망상
5) 피해형 망상

12 해설내용 참조

답 3)

망상의 임상양상

Explanation

색정형 (Erotomanic Type)	• 자신이 누군가에 의해 사랑받고 있다는 것 • 성적 매력에 의해서라기보다 영적 결합에 의한 것 • 상대방은 높은 신분으로 유명한 사람, 직장의 상사일 때가 흔함 – 전혀 모르는 사람일 수도 있음 – 그 상대방과 접촉하기 위해 전화, 편지, 선물, 방문, 조사, 미행하기도 함 • 대개 여성에게 많음
과대형 (Grandiose Type)	• 자신이 위대하나 남들이 모르는 재능이나 통찰력을 가졌다는 망상 • 중요한 발견을 해서 정부의 중요 직책을 맡았다는 등의 망상
질투형 (Jealous Type)	• 오셀로증후군, 결혼편집증 – 우리말로는 의처증, 의부증 • 정당한 이유 없이 배우자나 애인을 믿을 수 없다는 망상
피해형 (Persecutory Type)	• 사람 또는 다수의 사람들이 의도적으로 자기에게 피해를 준다는 망상 • 자신을 악의적으로 다루고 있다는 망상
신체형 (Somatic Type)	• 자신의 몸, 피부, 입, 항문, 성기 등에서 나쁜 냄새가 난다는 것 • 피부에 벌레가 기어 다닌다는 망상, 몸속에 기생충이 있다는 망상, 신체의 일정부위가 잘못됐거나 추하다는 망상, 신체 일부의 기능이 잘못되었다는 망상 등
혼합형(Mixed Type)	• 뚜렷한 한 개인의 망상유형으로 분류할 수 없으며, 한 개 이상의 망상적 특징들을 갖고 있음

13

망상 환자인 50대 남성은 TV에서 자신에 대해 말하고 있다고 한다. 어떤 종류의 망상인가?

1) 조종망상(idea of control)
2) 과대망상(delusion of grandeur)
3) 관계망상(delusion of reference)
4) 피해망상(delusion of persecution)
5) 자책망상(delusion of self-accusation)

14

40대 남성은 누군가 자신에 대해 이야기하고 있으며, 신문이나 라디오에서 자신에 대해 이야기하고 있다고 말한다. 이 남성의 증상으로 타당한 것은?

1) 자폐
2) 망상
3) 조증
4) 우울증
5) 정신분열

15

다음 설명하는 망상의 종류는 무엇인가?

> 이 환자는 신문과 라디오가 자신에 대해 이야기하고 있다고 말한다

1) 조종망상(idea of control)
2) 과대망상(delusion of grandeur)
3) 관계망상(delusion of reference)
4) 피해망상(delusion of persecution)
5) 자책망상(delusion of self-accusation)

문제해설

13 해설내용 참조

답 3)

14 해설내용 참조

답 2)

15 해설내용 참조

답 3)

16

망상을 지닌 30대 남성은 누군가 자신의 이야기를 신문과 방송에서 이야기하고 있다는 사고를 가지고 있다. 본인은 이런 불합리한 생각들이 현실이며, 사실이라는 망상을 가지고 있다. 어떤 종류의 망상인가?

1) 과대망상
2) 피해망상
3) 조종망상
4) 관계망상
5) 자책망상

문제해설

16 해설내용 참조

답 4)

망상(Delusion)

Explanation

• 망상은 불합리하며 잘못된 생각 또는 신념을 말함

과대망상 (delusion of grandeur)	• 자신이 위대하다, 전능하다, 부자라고 믿는 망상 • 열등감, 불안정감에서 나옴
피해망상 (delusion of persecution)	• 누군가 자신을 해치려 한다는 망상 • 대개 자신의 증오, 공격성이 투사된 결과
관계망상 (delusion fo reference)	• 주변의 일이 자기 자신과 관련되었다는 망상 • 누군가가 또는 신문, 라디오가 내 말을 하고 있다는 망상
자책망상 (delusion of self-accusation)	• 죄의식과 자기징벌을 내용으로 하는 망상 • 초자아가 심하게 비판적일 때 나타남 – 죄망상, 빈곤망상, 병망상, 허무망상 등이 있음 • 죄의식, 자존심손상, 자기징벌, 적개심 등이 투사된 결과
조종망상 (idea of control)	• 자신이 타인에 의해 또는 미지의 존재에 의해 조종당한다는 망상 • 사고흡입, 사고탈취, 사고전파 등
질투망상 (delusion of loving)	• 자신의 배우자나 사랑하는 사람이 부정하다고 믿는 것
연애망상 (delusion of loving)	• 누군가 자기를 몹시 사랑하고 있다는 믿음 • 존재하지 않는 사람 또는 죽은 사람이 자신을 사랑한다는 믿음 • 유명인사가 신분 때문에 몰래 자기를 사랑한다고 믿음
빙의망상 (delusion of possession)	• 귀신, 악령, 동물이 자신의 몸속에 들어와 지배한다는 망상

17

망상장애의 치료 내용으로 올바르지 않은 것은?

1) 긴 시간의 치료와 인내가 필요하다
2) 망상에 대해 비판하며 망상내용에 동조하며 치료한다
3) 의심이 많고 냉담하므로 치료관계를 형성하기가 매우 어렵다
4) 가족을 참여시키는 것이 좋으며, 서로 이해하고 돕도록 만든다
5) 환자와의 관계형성과 더불어 약물에 대한 설명을 자세히 해준다

문제해설

17 해설내용 참조

답 2)

망상장애 치료

Explanation

1. 망상장애의 치료

1) **치료**
(1) 의심이 많고 냉담하므로 치료관계를 형성하기가 매우 어려움
(2) 긴 시간과 인내가 필요함
(3) 망상에 대해 비판해도 안 되고 망상내용에 동조해서도 안됨
(4) 환자의 비밀을 전적으로 지킨다는 확신을 주어야 함
(5) 가족들의 협조가 필요

2) **입원**
(1) 망상이 지배적이고 언행에 큰 영향을 줄 때
(2) 장차 공격적 행동을 할 가능성이 있을 때
(3) 치료자는 환자에게 입원할 것을 직접 설득하며 입원 거부할 경우 보호자의 동의를 얻어 강제 입원치료 함

2. 정신치료

1) 환자와 의사의 관계가 확립되면 환자자신의 욕구를 중화시킬 수 있고 방어기제가 강화되며 현재의 갈등을 해소된다고 봄
2) 치료목적은 망상을 없애기보다 우선 만족스러운 사회적응을 형성하는데 있음
3) 장기간에 정신치료와 약물치료를 병용했을 때 호전되는 경우는 2/3 정도가 됨
4) 가족을 참여시키는 것이 좋으며 서로 이해하고 돕도록 함

3. 약물치료

1) 약물 사용에 대하여 의심이 많고 피해적으로 받아들이기 쉬움
2) 환자와 관계형성과 더불어 약물에 대해 자세히 설명해 주는 것이 바람직함
3) 망상을 완화시켜 주는 항정신병 약물을 주로 사용(주로 phenothiazine계 약물 사용)

18

다음 설명하는 망상장애의 유형은?

> 자신이 감시, 음모, 독살 등에 처해있다고 생각하는 망상이다

1) 색정형 2) 과대형
3) 피해형 4) 신체형
5) 질투형

문제해설

18 해설내용 참조

답 3)

망상장애

Explanation

유형	설명
색정형 (Erotomanic type)	• 자신이 누군가에 의해 사랑받고 있다는 것 • 성적 매력에 의해서라기보다 영적 결합에 의한 것 • 상대방은 높은 신분으로 유명한 사람, 직장의 상사일 때가 흔함 – 전혀 모르는 사람일 수도 있음 – 그 상대방과 접촉하기 위해 전화, 편지, 선물, 방문, 조사, 미행하기도 함 • 대개 여성에게 많음
과대형 (Grandiose type)	• 자신이 위대하나 남들이 모르는 재능이나 통찰력을 가졌다는 망상 • 중요한 발견을 해서 정부의 중요 직책을 맡았다는 등의 망상
질투형 (Jealous type)	• 오셀로증후군, 결혼편집증 : 우리말로는 의처증, 의부증 • 정당한 이유 없이 배우자나 애인을 믿을 수 없다는 망상
피해형 (Persecutory type)	• 사람 또는 다수의 사람들이 의도적으로 자기에게 피해를 준다는 망상 • 자신을 악의적으로 다루고 있다는 망상
신체형 (Somatic type)	• 자신의 몸, 피부, 입, 항문, 성기 등에서 나쁜 냄새가 난다는 것 • 피부에 벌레가 기어 다닌다는 망상, 몸속에 기생충이 있다는 망상, 신체의 일정부위가 잘못됐거나 추하다는 망상, 신체 일부의 기능이 잘못되었다는 망상 등
혼합형(Mixed type)	• 뚜렷한 한 개인의 망상유형으로 분류할 수는 없으며 한 개 이상의 망상적 특징들을 갖고 있음
비특정형	• 카그라증후군, 프레골리현상, 수화광, heutoscopy 등

6

C·H·A·P·T·E·R

불안장애

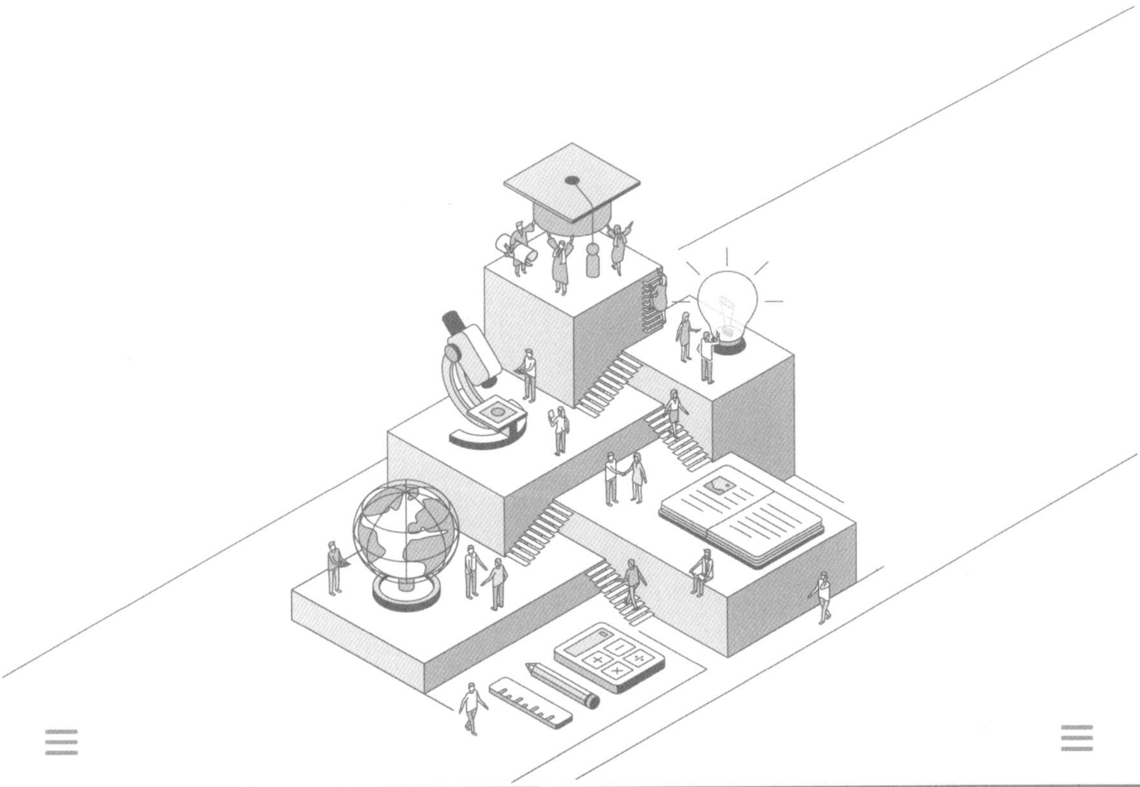

예·상·문·제·풀·이

01

7세 남아가 학교에 가기 싫어해 엄마가 학교에 데리고 왔다. 학교에 가지 않을 때는 잘 지내는데, 학교에 갈 시간이 되면 배가 아프다 머리가 아프다 하고 심부름도 혼자 나가지 않고 밤에도 혼자 자지 않으려 한다. 이 아이의 문제로 가장 타당한 것은?

1) 소아우울증
2) 분리불안 장애
3) 과불안 장애
4) 소아자폐증
5) 회피장애

02

불안장애를 가지고 있는 40대 남성은 혼잡한 거리, 사람이 많은 상점, 폐쇄된 공간, 지하철이나 버스 등에는 가지 않으려 한다. 꼭 가야만 한다면 가족이나 친구를 동반하려 한다면 무엇인가?

1) 공황장애
2) 광장공포증
3) 특정공포증
4) 범불안장애
5) 사회불안장애

문제해설

01 분리불안장애 (separation anxiety disorder)

- 주된 애착대상으로부터 분리될 때 지속적으로 나타나는 불안 상태로 일상생활을 할 수 없을 정도로 위험한 경우
- 부모, 가정, 기타 친숙한 환경으로부터 격리되는데 대한 극심한 불안
- 장애는 공포증의 형태를 보임
- 사춘기 때는 다소 다른 양상으로 나타남
- 흔히 복통, 두통, 오심, 구토 등 신체 증상이 자주 나타나며 불면증에 시달림

답 2)

02 광장공포증

- 개념
  - 광장뿐 아니라 공공장소에 대한 공포 : 특히 급히 빠져나갈 수 없는 상황에 도움 없이 (혼자) 있게 될 때 나타남
  - 공포증이 있는 사람의 2/3가 공황장애를 가지고 있음
- 임상양상
  - 도움을 받기가 곤란할지 모르는 상황을 피하려 함
  - 정상적인 사람에 비해 매우 강경함
  - 혼잡한 거리, 사람이 많은 상점, 폐쇄된 공간(굴, 다리, 승강기), 폐쇄된 운송기관(지하철, 버스, 기차, 비행기)등에 가지 않으려 함
    - 꼭 가야만 한다면 가족이나 친구를 동반하려 함
    - 심할수록 아예 집을 나가려 하지 않음
    - 혼자 있는 것도 두려워함
  - 공포 때문에 환자들은 공포대상의 장소에 가는 것을 최대한으로 피하려고 함
    - 심한 경우에는 집 안에서 꼼짝 못하고 밖을 전혀 못 나가는 정도에까지 이름

답 2)

03

'psychological disorder' 중 아래의 내용과 가장 관계 깊은 것은?

- 전 학령기 아동이 동물, 폭우, 어두움에 죽음의 공포를 느낀다
- 학교의 행사나 활동에 대한 과도한 걱정, 불안을 느끼고 그것들을 조절하기 어려워한다
- 새로운 친구, 사람사귀기가 어렵다
- 낮은 자존감, 학업성취도가 낮다
- 침착하지 못하고, 피로, 집중도가 낮다

1) sleep disorder
2) mood disorder
3) eating disorder
4) anxiety disorder
5) obsessive disorder

문제해설

03 불안장애(anxiety disorder)

- 광범위하게 매우 불쾌하고 막연히 불안한 느낌
- 관련된 신체 증상과 행동증상을 동반함
- 스트레스에 대한 반응으로 주관적으로 경험되는 정서
- 염려, 긴장, 걱정되는 상태로써 임박한 위기에 대한 두려움
- 불안장애 시 현실을 인식하는 현실검증에 손상은 없음

답 4)

불안장애(Anxiety disorder)

Explanation

1. 개념

1) 광범위하게 매우 불쾌하고 막연히 불안한 느낌
2) 관련된 신체 증상과 행동증상을 동반함
3) 스트레스에 대한 반응으로 주관적으로 경험되는 정서
4) 염려, 긴장, 걱정되는 상태로서 임박한 위기에 대한 두려움
5) 불안장애 시 현실을 인식하는 현실검증에 손상은 없음

2. 분리불안장애(separation anxiety disorder)

1) 주된 애착대상으로부터 분리될 때 지속적으로 나타나는 불안 상태로 일상생활을 할 수 없을 정도로 위험한 경우
2) 생물학적 요인
   - 불안장애나 공황장애, 광장공포증이 있는 부모의 자녀에서 분리불안장애가 나타날 위험도가 높음
3) 정신사회적 요인
   (1) 나이가 어리고 미숙하고 의존적일 때 분리불안이 심함
   (2) 외적인 스트레스도 흔한 발병 계기가 됨
4) 부모, 가정, 기타 친숙한 환경으로부터 격리되는 데 대한 극심한 불안이 나타남
5) 장애는 공포증의 형태를 보임

6) 사춘기 때는 다소 다른 양상으로 나타남
7) 흔히 복통, 두통, 오심, 구토 등 신체 증상이 자주 나타나며 불면증에 시달림

3. 소아기 공포성 불안장애 및 소아기 사회성 불안장애

1) 두려움으로 발달학적 단계의 특정시기에 나타남
2) 6세 이전에 발병하고 그 정도가 유별남
3) 사회기능문제가 수반됨
4) 공포가 장기간 지속될 때만 병적으로 봄
5) 소아 사회공포증은 낯선 사람에게 지속적 또는 반복적으로 공포를 느껴 회피행동을 보임
6) 남들 앞에서 말하기, 일기, 글쓰기, 음식 먹기, 공중화장실 같은 곳에 가지 못함

4. 과잉불안장애(overanxous disorder)

1) DSM-Ⅳ에서는 질환의 특이성이 인정되지 않아 성인의 범불안 장애에 포함된 질환임
2) 자기 성찰 및 미래에 대한 예측이 가능해지면서 내적 불안 증상의 동반이 지나쳐 병적 상태에 이를 수 있음
3) 아이에 대한 기대치가 높은 가정에서 흔히 발생함
4) 미래에 대한 비현실적인 지나친 걱정을 함
5) 남들이 자신을 어떻게 보는지에 대한 지나친 걱정을 함
6) 남의 인정을 받으려는 지나친 욕구가 흔히 발견됨
7) 대체로 대인관계를 유지함
8) 자신의 행동과 사회적 인정에 대해 자신이 없음
9) 긴장, 복통, 두통 등의 신체적 증상과 불면증을 호소하기도 함

5. 기타 불안장애

1) 소아강박장애
2) 소아 외상 후 스트레스장애
3) 소아공황장애

04

55세 남성은 과거 사고에 대한 반복적 회상이나 악몽으로 고통을 받고 있다. 이 남성이 생명의 위협을 받았던 사건으로 인해 발병한 질환은 무엇인가?

1) 정신분열
2) 공황장애
3) 공포장애
4) 신경쇠약증
5) 외상 후 스트레스 장애

문제해설

04 해설내용 참조

답 5)

05

다음 설명하는 정신과적 문제는 무엇인가?

> 베트남전쟁에서 군인들은 죄책감과 사고 장면에 시달리며, 수면장애, 공황발작, 착각, 환각, 기억 및 주의력 장애가 나타난다

1) 강박장애
2) 공황장애
3) 공포장애
4) 신경쇠약증
5) 외상 후 스트레스 장애

05 해설내용 참조

답 5)

외상 후 스트레스 장애(Post-traumatic stress disorder)

Explanation

1. 개념

1) 외상으로 경험될 만큼 심한 감정적 스트레스를 경험했을 때
2) 생명을 위협하는 재난이 발생했을 당시에 받은 충격에 의한 발병

2. 원인

- 스트레스와 스트레스를 받았을 때 사회적 환경, 피해자의 성격경향과 생물학적 취약성 등

3. 임상양상

1) 위협적이었던 사고에 대한 반복적 회상이나 악몽
2) 회피, 반응마비, 지속적 과민상태, 우울, 불안, 집중곤란, 흥미상실, 대인관계의 무관심

3) 멍청한 태도, 짜증, 놀람, 수면장애, 해리, 공황발작, 착각, 기억 및 주의력 장애
4) 뚜렷한 자율신경계 불안증상 동반
5) 폭발적, 갑작스럽고 충동적 행동, 약물남용, 알코올 남용 등 병발가능
6) 희생자가 있을 경우 죄책감, 배척감, 수치감

06

30세 여성은 복잡한 거리, 사람이 많은 상점, 지하철 등의 장소에 가는 것을 피한다. 꼭 가야할 경우에는 가족이나 친구와 같이 가야한다. 이 여성이 가지고 있는 불안장애의 종류는 무엇인가?

1) 공화발작
2) 광장공포증
3) 특정 공포증
4) 범불안 장애
5) 외상 후 스트레스 장애

07

불안의 개념에 대한 설명으로 바르지 못한 것은?

1) 관련된 신체증상과 행동증상을 동반한다
2) 광범위하게 매우 불쾌하고 막연히 불안한 느낌이다
3) 스트레스에 대한 반응으로 주관적으로 경험되는 정서이다
4) 불안장애 시 현실을 인식하는 현실검증에 손상이 나타난다
5) 염려, 긴장, 걱정의 상태로 임박한 위기에 대한 두려움이다

08

참전 용사인 마크는 밤마다 전쟁에 관한 악몽을 꾸고 동네에서 아이들이 장난감 총을 가지고 노는 것만 보아도 불안해하고 도망치려 한다. 어떤 질환인가?

1) 강박장애
2) 특정공포증
3) 신경쇠약증
4) 후향적 기억상실증
5) 외상 후 스트레스 장애

문제해설

06 광장공포증(Agoraphobia)
- 도움을 받기가 곤란할지 모르는 상황을 피하고자 하는 것
- 혼잡한 거리, 사람이 많은 상점, 폐쇄된 공간, 폐쇄된 운송기관 등에 가지 않으려함
  - 꼭 가야만 한다면 가족이나 친구를 동반하려 함
  - 공포 장소에 가는 것을 최대로 피하고 살아감

답 2)

07 개념의 불안
- 광범위하게 매우 불쾌하고 막연히 불안한 느낌
- 관련된 신체 증상과 행동증상을 동반함
- 스트레스에 대한 반응으로 주관적으로 경험되는 정서
- 염려, 긴장, 걱정되는 상태로써 임박한 위기에 대한 두려움
- 불안장애 시 현실을 인식하는 현실검증에 손상은 없음

답 4)

08 외상 후 스트레스 장애는 사람이 전쟁, 고문, 자연재해, 사고 등의 심각한 사건을 경험한 후 그 사건에 공포감을 느끼며 거기서 벗어나기 위해 에너지를 소비하게 되는 질환으로, 정상적인 사회생활에 부정적인 영향을 끼치게 된다.

답 5)

09

체계적인 탈감각이 필요한 환자는?

1) 해리장애
2) 정신분열증(조현병)
3) 약물중독
4) 고소공포증
5) 식욕부진

10

30세 여성은 자신의 의지와 관계없이 특정 생각을 지속적으로 반복하고 있다. 이런 생각에 저항하려는 의지를 가져보지만 통제할 수 없다. 주로 공격성이나 청결상태에 집착하는 이 여성의 정신과적 문제는 무엇인가?

1) 강박 장애
2) 특정 공포증
3) 사회 공포증
4) 범불안 장애
5) 외상 후 스트레스 장애

11

다음 설명하는 정신과적 문제는 무엇인가?

> 불안한 느낌이 과도하고 광범위하게 다양한 신체증상이 동반되어 지속되는 상태가 적어도 6개월 동안 지속되며, 최소한 한 번에 며칠 이상 지속되는 상태이다

1) 해리장애
2) 공포장애
3) 강박장애
4) 범불안 장애
5) 기질적 원인의 불안상태

문제해설

09 높이를 점차 늘려가면 두려움을 없애는 탈감각이 필요하다.

답 4)

10 **강박장애(Obsessive-Compulsive Disorder)**

- 의지의 간섭을 벗어나서 특정한 생각이나 행동을 반복하는 상태를 말함
  - 불안이나 두려움이 상승되어 이를 막기 위한 행동을 취함
  - 강박적 행동을 통해 불안을 완화시킴
- 대상자가 불합리하다는 것을 알면서도 저항하려고 하나 억제할 수 없음
  - 억제하려고 노력하면 불안이 상승함
- 주로 공격성이나 청결에 집착함
- 강박사고나 강박행동 중 하나만을 나타내기도 하나, 둘 다 보이는 경우도 있음

답 1)

11 **범불안 장애(generalized anxiety disorder)의 개념**

- 불안한 느낌이 과도하고 광범위하게 다양한 신체증상을 동반하여 지속되는 상태
  - 6개월 이상 지속(최소한 한 번에 며칠 이상 지속)
- 근거를 찾기 어려운 부동성 불안 및 자율신경과민 증상이 특징

답 4)

12

공황발작을 경험한 후 그런 일이 또 생기지 않을까 걱정되는 증상은?

1) 회피행동
2) 비현실감
3) 예기불안
4) 특정공포
5) 광장공포

13

광장공포증(agoraphobia)의 임상양상 사례에 해당하는 것은?

1) 혼잡한 거리나 사람이 많은 곳을 피한다
2) 무대에 서면 매우 심한 무대 공포를 느낀다
3) 불안해지면 손톱을 물어뜯는 행동을 반복한다
4) 비행기를 타면 매우 심한 공포를 느껴 탈 수 없다
5) 갑자기 강한 공포와 죽을 것 같은 불안이 몰려온다

14

생명을 위협하는 상황이 발생했을 때 받은 충격으로 인해 발병하는 질환은?

1) 강박장애
2) 양극성장애
3) 범불안장애
4) 주요우울장애
5) 외상후스트레스장애

문제해설

12
- 발작이 없는 시기에 그런 일이 또 생기지 않을까 하는 것은 예기불안이다.
- 발작이 일어났던 장소, 상황과 유사한 장소나 상황을 피하려는 회피행동을 나타낸다.

답 3)

13
- 무대에 서면 매우 심한 무대 공포를 느낀다 : 사회 공포증
- 불안해지면 손톱을 물어뜯는 행동을 반복한다 : 강박장애
- 비행기를 타면 매우 심한 공포를 느껴 탈 수 없다 : 특정 공포증
- 갑자기 강한 공포와 죽을 것 같은 불안이 몰려온다 : 공황발작

답 1)

14 **외상후스트레스장애 임상양상**
- 위협적이었던 사고에 대한 반복적 회상이나 악몽
- 회피, 반응마비, 지속적 과민상태, 우울, 불안, 집중곤란, 흥미상실, 대인관계의 무관심
- 멍청한 태도, 짜증, 놀람, 수면장애, 해리, 공황발작, 착각, 기억 및 주의력 장애
- 뚜렷한 자율신경계 불안증상 동반
- 폭발적, 갑작스럽고 충동적 행동, 약물남용, 알코올 남용 등
- 희생자가 있을 경우 죄책감, 배척감, 수치감
- 증세는 사건발생 얼마 후에 나타나기 시작하고 기간은 1주에서 30년임
- 30%가 회복하며, 40%는 경한 증상을, 20%가 중등도 증상을 10%가 변하지 않거나 악화됨

답 5)

15

정서적 및 신체적 학대의 경험을 가지고 있는 환자가 현재 불안감을 나타낼 때 다음 중 가장 적절한 중재는?

1) 요가
2) 테니스
3) 종이접기
4) 일기쓰기
5) 약물치료

16

다음 보기와 같은 임상양상을 보이는 질환은?

- 첫 발병은 보통 자연스럽게 나타나지만 피곤, 흥분, 성행위 뒤에 오기도 한다
- 보통 10~20분간 증상이 지속되다가 빠르게 또는 서서히 사라진다
- 강한 공포와 함께 호흡곤란, 심계항진, 흉부통증, 질식감 등이 동반된다

1) 공황장애
2) 범불안장애
3) 광장공포증
4) 특정공포증
5) 해리성 인격장애

문제해설

15 불안 증세를 보이는 대상자에게 가장 효과적인 중재 방법은 신념, 불안 감정과 관련된 그들의 내면을 표현할 수 있는 기회를 주는 것이다.

답 4)

16 공황장애

- 첫 공황발작은 거의 완전히 자연스럽게 나타나기도 하지만 피곤, 흥분, 성행위, 감정적 외상 등이 있었던 후에 오기도 함
- 비교적 순식간에(약 10분간에 걸쳐) 악화되는 형태로 시작됨
  - 대개 10~20분간 지속되다가 빠르게 또는 서서히 소실됨
  - 이런 불안상태가 대개 주 2회 정도 나타남
- 주 증상
  - 강한 공포와 곧 죽지 않을까 하는 불안
- 불안과 동반되는 증상
  - 호흡곤란, 심계항진, 흉부통증, 흉부불쾌감
  - 질식감 혹은 숨이 답답한 느낌, 현기증, 현훈감 내지 휘청거리는 느낌
  - 자기나 주위가 달라진 것 같은 비현실감
  - 손발이 저리는 감각이상이나 몸의 떨림과 진전(tremor)
  - 때로는 돌발적인 열감이나 냉감, 땀흘림 등이 나타남
  - 동시에 실신하거나 죽거나 또는 미치거나 어떤 사고를 저지르지 않을까 하는 공포 등이 엄습함
- 과호흡의 발생
  - 호흡성 알칼리증(alkalosis)이 오고 그로 인한 신체증상도 나타남
- 공황발작이 오게 도면 환자는 다급한 나머지 응급실을 찾게 됨
  - 진찰 시 같은 말을 되풀이함
  - 더듬거리거나 몹시 당황하는 행동을 보임

답 1)

17

다음 중 불안장애의 범주에 포함되는 것은?

1) 우울증
2) 조현병
3) 거식증
4) 특정공포증
5) 양극성장애

18

다음과 같은 임상적 특징을 지닌 정신과 질환은?

> • 거의 모든 것에 불안을 느끼는 경우이며, 불안한 느낌이 과도하고 광범위하게 다양한 신체증상을 동반하여 지속된다
> • 불안감과 운동성 긴장이 지속되는 것이 주된 양상이며, 피로, 근육통, 눈꺼풀 경련과 이마 찌푸림, 안절부절못하는 상태 및 잘 놀라는 증상 등이 나타난다

1) 조울증
2) 조현병
3) 공황장애
4) 범불안장애
5) 외상 후 스트레스장애

문제해설

17 불안장애의 종류

- 공황장애
- 광장공포증(agoraphobia)
- 특정공포증(specific phobia)
- 사회불안장애
- 범불안장애(generalized anxiety disorder)
- 이별불안장애
- 선택적 함구증(selective mutism)

답 4)

18 범불안장애

개념	• 거의 모든 것에 불안을 느끼는 경우 – 불안한 느낌이 과도하고 광범위하게 다양한 신체증상을 동반하여 지속되는 상태 • 근거를 찾기 어려운 부동성 불안(free floating anxiety) 및 자율신경과민 증상이 특징
임상양상	• 불안감과 운동성 긴장이 지속되는 것이 주된 양상 • 피로, 근육통, 눈꺼풀 경련과 이마 찌푸림, 안절부절못하는 상태 및 잘 놀라는 증상 등이 나타남 • 자율신경계 기능항진으로 인한 신체증상 때문에 고통을 받음 – 발한, 심계항진, 빈맥, 얼굴이나 가슴이 화끈거림, 빈뇨, 설사, 오심 등 • 심장증상과 호흡기증상은 공황장애 때보다는 덜 심함 • 지나친 근심으로 매사를 걱정하여 불안해함 • 우유부단을 보이며 사소한 일도 지나치게 염려함 – 주의산만, 집중곤란, 초조감, 불면증 등이 나타남 – 우울증도 흔히 동반됨

답 4)

7

C·H·A·P·T·E·R

강박 및 관련 장애

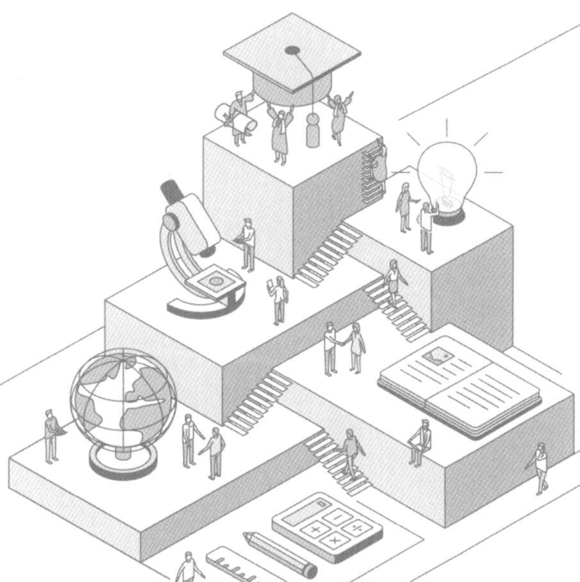

예·상·문·제·풀·이

01

성인의 납 중독의 내용과 거리가 먼 것은?

1) 말초신경염, 힘줄반사의 소실 등을 보인다
2) 섬망과 점진적인 정신의 황폐화가 일어난다
3) 중금속 중독 중에서 가장 많은 정신증상을 일으킨다
4) 성인은 주로 산업 작업장에서 흡입을 통해 일어난다
5) 자신이 누군가에 의해 사랑받고 있다는 착각을 한다

문제해설

01 해설내용 참조

답 5)

납(Lead) 중독

Explanation

1. 중금속 중독 중에서 가장 많이 정신증상을 일으킴

2. 성인의 납중독

1) 주로 산업 작업장에서 흡입을 통해서 일어남
2) 섬망과 점진적인 정신의 황폐화가 일어남
3) 작화증, 식욕부진, 구토, 복통, 변비와 잇몸 부위의 검은색 치전 등이 나타남
4) 말초신경염, 힘줄반사의 소실 등을 보임

3. 소아의 납중독

1) 납이 함유된 페인트가 묻은 장난감 등을 아이가 입으로 빨아 중독
2) 정신지체, 간질, 뇌성마비 등의 신경학적 후유증이 나타남

4. 중독되었을 때는 조기치료가 중요

02

다음 설명하는 충동조절장애의 종류는 무엇인가?

- 공격적인 충동을 조절하는 데 실패하여 사람이나 재산을 파괴하는 장애이다
- 심한 폭력사태나 재산의 파괴를 가져올 수 있다

1) 절도광
2) 방화광
3) 발모광
4) 병적 도박
5) 간헐적 폭발성 장애

문제해설

02 해설내용 참조

답 5)

충동조절장애(Disorder of impulse control)

Explanation

1. 병적 도박(pathological gambling)

1) 지속적이고 비적응적인 도박으로 인하여 경제적 문제를 일으킴
2) 개인적·사회적·직업적 기능에 이상이 오는 것
   → 정신적인 스트레스가 있을 때는 더욱 심해짐
3) 도박으로 인해 빚을 지기도 하며, 가정과 직장에 소홀

2. 절도광(kleptomania)

- 물건들을 훔치고 싶은 충동을 반복적으로 억제하지 못하는 경우

3. 방화광(pyromania)

1) 불을 지르고 싶은 충동을 억제하지 못함
   → 반복적으로 목적에 따라 신중하게 불을 지름
2) 불타는 것을 봄으로써 긴장이 완화되고 강한 황홀감을 느낌

4. 간헐적 폭발성 장애(intermittent explosive disorder)

- 심한 폭력사태나 재산의 파괴를 가져올 수 있는 공격적인 충동을 조절하는 데 실패하여 사람이나 재산을 파괴하는 장애

5. 발모광(trichotillomania)

1) 자신의 털을 뽑으려는 충동을 억제하지 못하는 것
2) 머리털을 뽑고 나면 만족감이나 긴장완화를 경험
3) 뽑는 부위는 눈썹, 속눈썹, 턱수염 등 드물게는 몸통, 겨드랑이, 사타구니 등

03

DSM-5에서 강박 및 관련 장애에 해당하는 것은?

1) 범불안증
2) 광장공포증
3) 순환성장애
4) 피부뜯기장애
5) 파괴적 기분조절부전장애

04

다음 보기의 공통점으로 가장 적절한 것은?

• 발모광	• 음주광
• 절도광	• 병적도박

1) 강박행동
2) 충동행동
3) 자동행동
4) 반복행동
5) 사고의 장애

05

30대 남성은 물건을 훔치고 싶은 충동을 억제하지 못하고 반복적으로 절도행위를 하고 있다. 이 남성이 가진 충동조절 장애의 종류는 무엇인가?

1) 방화광
2) 절도광
3) 발모광
4) 병적 도박
5) 간헐적 폭발성 장애

문제해설

03
- 범불안증, 광장공포증 – 불안장애
- 순환성장애 – 양극성 및 관련장애
- 파괴적 기분조절부전장애 – 우울장애

답 4)

04 강박행동(compulsion)

불합리한 줄 알면서도 특정행동을 하려는 반복적 욕구에 저항할 수 없을 때 나타남

- 의식(ritual)
  - 불안을 감소시킬 목적으로 자동적, 강박적 행동을 하는 것
  - 강박사고를 동반
- 음주광(dipos-mania)
  - 강박적으로 술을 마시는 것
- satyriasis와 nymphomania
  - 남자와 여자에서 과도하고 강박적인 성행위에 대한 욕구가 있을 때
- 발모광(trichotillomania)
  - 강박적으로 머리털을 뽑는 행위
- 절도광(kleptomania)
  - 강박적으로 훔치는 행동
- 병적 도박(pathological gambling)
  - 도박하는 행동을 자제할 수 없을 경우
- 외설증(coprolalia)
  - 욕설을 강박적으로 내뱉는 행동

답 1)

05 강박행동(compulsion)

- 의식(ritual)
  - 불안을 감소시킬 목적으로 자동적, 강박적 행동을 하는 것
  - 강박사고를 동반
- 음주광(dipos-mania)
  - 강박적으로 술을 마시는 것
- satyriasis와 nymphomania
  - 남녀에서 과도하고 강박적인 성행위에 대한 욕구가 있을 때
- 발모광(trichotillomania)
  - 강박적으로 머리털을 뽑는 행위
- 절도광(kleptomania)
  - 강박적으로 훔치는 행동
- 병적 도박(pathological gambling)
  - 도박하는 행동을 자제할 수 없을 경우
- 외설증(coprolalia)
  - 욕설을 강박적으로 내뱉는 행동

답 2)

06

다음 내용이 정의하는 충동조절 장애의 종류는 무엇인가?

- 자신의 몸에 난 털을 뽑는 충동을 이기지 못한다
- 신체의 털을 뽑고 나면 만족감 및 긴장완화가 찾아온다

1) 방화광
2) 절도광
3) 발모광
4) 병적 도박
5) 간헐적 폭발성 장애

문제해설

06 해설내용 참조

답 3)

발모광(Trichotillomania)

Explanation

1. 개념

- 자신의 털을 뽑으려는 충동을 억제하지 못하는 것

2. 임상양상

1) 행동으로 옮기기 전에 긴장감이 고조됨
2) 머리털을 뽑고 나면 만족감이나 긴장완화를 경험함
3) 뽑는 부위는 눈썹, 속눈썹, 턱수염 등 드물게는 몸통, 겨드랑이, 사타구니 등
4) 털을 뽑아 입에 넣기도 함
5) 털을 뜯는 위치나 모양에서 흔히 독특한 면이 있음
6) 털을 뽑을 때 통증은 호소하지 않음
7) 침범된 부위에 가려움이나 따끔거림을 호소함

3. 경과 및 예후

1) 경과와 예후는 잘 알려져 있지 않음
2) 대개 악화와 호전을 반복함

07

다음 설명하는 충동조절 장애의 종류는?

자신의 몸에 있는 털을 뽑는다

1) 절도광
2) 방화광
3) 발모광
4) 병적 도박
5) 간헐적 폭발성 장애

문제해설

07 발모광(trichotillomania)

자신의 털을 뽑으려는 충동을 억제하지 못하는 것

답 3)

8

C·H·A·P·T·E·R

외상 및 스트레스 관련 장애

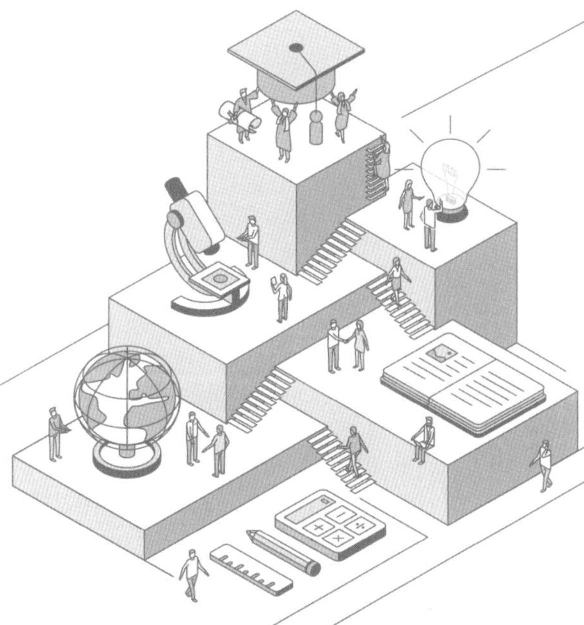

예·상·문·제·풀·이

01

외상 후 스트레스 장애의 원인이 되는 사건은?

1) 좁은 공간에서 대화를 할 경우
2) 많은 사람들이 모인 장소에서 홀로 남아 있는 경우
3) 빌딩의 화재 속에서 겨우 목숨을 건진 경우
4) 미워하는 사람과 사랑에 빠진 경우
5) 부모님이 갑자기 암에 걸렸다는 소식을 접한 경우

문제해설

01 외상 후 스트레스 장애

- 개념
  - 외상을 입으면서 심한 감정적 스트레스를 경험하였을 때 나타나는 장애
  - 생명을 위협하는 재난이 발생하였을 당시에 받은 충격에 의해 발병함
  - 사례
    - 전쟁 및 자동차, 기차, 비행기 등의 교통수단으로 인한 사고
    - 산업장에서의 사고, 폭행, 강간, 테러 및 폭동
    - 홍수, 폭풍, 지진, 화산폭발 등
- 임상양상
  - 위협적이었던 사고에 대한 반복적 회상이나 악몽에 시달리는 등 외상 경험을 재경험
    - 외상을 상기시키는 것들을 지속적으로 회피하려 함
    - 상기에 대한 반응을 마비시키려 하며 지속적으로 과민상태에 있음
  - 관민과 더불어 우울, 불안, 일상생활에 대한 집중곤란, 흥미상실, 대인관계에서 무관심하고 멍한 태도, 짜증, 잘 놀람, 수면장애 등을 보임
  - 뚜렷한 불안의 자율신경계 증상이 동반됨
  - 해리나 공황발작 같은 증상이 나타나기도 함
  - 착각, 환각도 있을 수 있고, 기억과 주의력 장애도 있음
  - 희생자가 있을 경우 혼자 살아남은데 대한 죄책감, 배척감, 수치감 등을 느낌
  - 사고 경험과 비슷한 상황을 회피함
    - 비슷한 자극으로 증세가 악화됨
  - 불안, 우울, 지나친 흥분이나 폭발적이거나 갑작스런 충동적 행동 등을 보일 때도 있음
  - 약물남용, 알코올남용이 발병하기도 함

답 3)

02

급성스트레스 장애의 회복기간으로 타당한 것은?

1) 1일
2) 2일～1주
3) 1～4주
4) 2일～4주
5) 1～8주

03

2주일 전 거리에서 교통사고를 목격한 고등학교 K씨는 학업 성취도가 떨어져 공부에 집중을 할 수 없다. 공부를 하지 않을 때 정신적 고통이 현저히 줄어드는 K씨의 문제는?

1) 적응장애
2) 반응성 애착장애
3) 급성 스트레스 장애
4) 외상 후 스트레스 장애
5) 탈억제성 사회관여 장애

문제해설

02 급성 스트레스 장애

- 개념
  - 외상 후 스트레스장애와 비교하여 장애 관련 기간만 차이가 나는 장애
    - 외상사건 후 4주 이내 나타남
    - 2일에서 4주 사이에 회복됨
- 임상양상
  - 증상은 PTSD에서와 유사함
    - 기간과 경과에 있어 차이가 있음
  - 한 가지 이상의 외상사건에 노출된 후에 PTSD보다 일찍 나타남
    - 2일에서 4주 사이에 회복함

답 4)

03 적응 장애

- 개념
  - 어떤 정신 사회적인 스트레스 요인이나 개인적 재난을 겪은 후 일정 기간 이내에 일어나는 임상적으로 의미 있는 감정적 또는 행동적 장애나 비적응적 반응
    - DSM-5 기준은 3개월 이내
    - ICD-10은 1개월 이내
- 임상양상
  - 정신적 스트레스를 계기로 성인에서는 우울이나 불안 또는 이들이 혼합되어 나타남
  - 사회적, 직업적 기능장애가 나타날 수 있음
  - 학업(또는 직업)에 장애가 나타나는 경우
    - 대체로 성적저하로 문제가 나타남
  - 핵심 양상
    - 시험에 대한 불안을 느낌
    - 논문이나 보고서 쓰기가 어려움
    - 그림을 그리거나 연주하기가 불가능함
    - 공부(작업)에 집중할 수가 없음
    - 공부(작업)를 회피하고자 하는 행동을 의식적으로 막을 수가 없음
      → 공부(작업)에 대해 생각하지 않을 때는 고통이 없음

답 1)

04

다음 설명에 가장 부합하는 정신과 질환은?

- 동물공포(zoophobia)가 가장 많은 유형이다
- 고소공포(acrophobia)가 두 번째로 많은 유형이다
- 기타 질환공포(nosophobia), 비행기 탑승 공포 등이 있다

1) 광장 공포증
2) 특정 공포증
3) 사회 공포증
4) 범불안 장애
5) 외상 후 스트레스 장애

05

베트남 전쟁에 참여했던 50대 김씨는 전역 후 반복적으로 불안과 공포를 경험하고 있다. 무엇인가?

1) 적응장애
2) 사회 공포증
3) 범불안 장애
4) 특정 공포증
5) 외상 후 스트레스 장애

문제해설

04 특정 공포증

개념	• 대상이나 행동, 상황에 처하였을 때 비현실적인 두려움과 불안증세가 생길 때 이를 극복하지 못하고 그 대상이나 상황을 피해버리는 장애 • 정상적인 공포증 – 비록 두려움과 회피반응이 개인적 고통을 주지만 일상생활이나 사회적 기능에 저장을 초래하지는 않음
역학	• 흔한 정신장애이지만 많은 공포증 환자들이 치료를 받으러 오지 않거나 잘못된 진단을 받게 되는 경우가 많음
임상양상	• 특정 대상에 따라 생기는 공포증임 – 동물공포(zoophobia)가 가장 많음 – 고소공포(acrophobia)가 두 번째임 – 기타 : 질환공포(nosophobia), 어둠, 천둥, 비행, 치과 방문, 자동차, 지하철, 비행기 탑승 등 다양함
경과 및 예후	• 소아의 단순공포증 – 대개 정상적이며 저절로 소실되기도 함 • 증상이 있어도 공포대상을 피할 수 있으므로 그런대로 평생을 살 수도 있음 • 대개 만성적이나 중년 이후에 증상이 악화되기도 함 • 합병증으로 약물남용이 발생하기도 함
치료	• 공포의 대상을 정확히 파악하는 것이 중요함 • 일반적인 지침에 따라 치료함

답 2)

05 심한 정신적 스트레스를 경험한 후 다양한 증상들을 경험하는 질환이다. 과민, 불안, 공포, 수면장애 등과 같은 다양한 증상들이 나타나며, 약물남용 및 알코올 중독 등과 같은 문제가 발생하기도 한다. 전쟁, 교통사고, 산업재해, 폭풍·홍수 등과 같은 사건들이 사례이다.

답 5)

9

C·H·A·P·T·E·R

지능장애

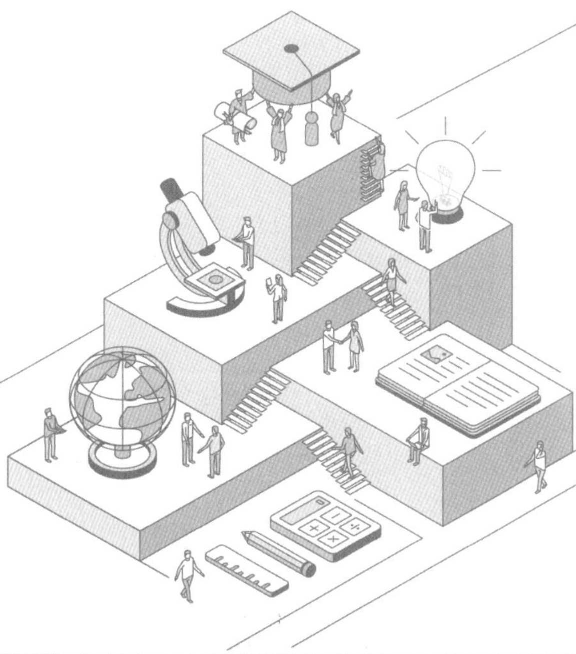

예·상·문·제·풀·이

01

지적장애의 이른 징후에 대한 설명으로 옳은 것은?

1) 신경학적 징후는 없다
2) 섭식의 문제는 발생하지 않는다
3) 각성이나 자발적인 놀이가 증가한다
4) 신체 접촉에 대해 무반응이 나타난다
5) 운동과 언어는 정상이나 감각에는 문제가 있다

02

DSM-5의 지능장애 진단 기준에 부합하는 것은?

1) IQ가 70 미만인 경우
2) 적응능력의 문제는 없지만 지적기능에 문제가 있는 경우
3) 지적기능에는 문제는 없지만 적응능력에 문제가 있는 경우
4) 적응능력 저하와 지적 기능 저하가 모두 있는 경우
5) 적응능력 및 지적기능 모두에 문제는 없지만 지능 지수가 55미만인 경우

문제해설

01 1) 약한 신경학적 징후가 나타난다.
2) 먹는 것에 대한 어려움이 발생한다.
3) 각성이나 자발적인 놀이 감소한다.
5) 감각은 정상이나 운동과 언어를 이루는데 지연이 나타난다.

답 4)

02 DSM-5 지능장애

지능장애(지적발달장애)는 개념적, 사회적, 그리고 일상적 영역에서의 지적 및 적응적 기능 모두가 저하된 경우이며, 이는 발달 시기에 발생한다. 아래 세 가지 기준이 만족되어야 한다.

A. 지적기능의 저하. 여기에는 논리 문제해결능력, 계획, 추상적 사고, 판단, 학업성취도, 그리고 경험으로부터의 학습 등이 포함되며, 이는 임상적 평가 및 표준화된 개별적 지능검사로 확인되어야 한다.
B. 적응능력의 저하로 및 이로 인해 개인적 독립과 사회적 책임의 발달적 및 사회문화적 기준을 만족시키지 못하는 경우, 지속적인 도움 없이는 일상생활의 한 가지 이상의 영역(가정, 학교, 직장, 그리고 사회 등 다수의 환경에서 의사소통, 사회적 참여, 그리고 독립적인 생활 등)에서 적응능력의 저하로 인해 기능이 제한되게 된다.
C. 지적 기능 및 적응능력의 저하는 발달시기에 시작된다.
특정성 : 현재 심한 정도에 따라 경도, 중등도, 고도, 최고도 등을 두고 있다.

답 4)

03

지능장애의 원인이 되는 염색체 질환은?

1) 면역결핍 증후군
2) Rabbit 증후군
3) Edwards 증후군
4) Ganser 증후군
5) Korsakoff 증후군

04

다음과 같은 특징을 지닌 염색체 질환은?

- 신생아 시기부터 머리가 작다
- 둥글고 납작한 얼굴에 코가 낮다
- 21번 염색체에 이상이 있다

1) Down 증후군
2) Fragile X 증후군
3) 프레더-윌리 증후군
4) 에드워드 증후군
5) 고양이 울음 증후군

05

묘성증후군(Cri du chat syndrome)의 원인이 되는 염색체는?

1) 5번 염색체
2) 13번 염색체
3) 15번 염색체
4) 18번 염색체
5) 21번 염색체

문제해설

03 염색체 장애

- Down 증후군
- Fragile X 증후군
- Prader-Willi 증후군
- Patau 증후군
- Edwards 증후군
- cri-du-chat 증후군

답 3)

04 Down 증후군

- 가장 흔한 염색체 질환으로서 약 700 ~800명에 한명의 빈도를 보임
- 21번 염색체가 정상인보다 1개 많은 3개가 존재함
- 지적 장애, 신체 기형, 전신 기능 이상, 성장 장애 등을 일으키는 유전 질환
- 신체 전반에 걸쳐 이상이 나타남
- 특징적인 얼굴 모습을 관찰할 수 있음
  - 신생아, 소아 시기부터 머리가 작음
  - 둥글고 납작한 얼굴에 코가 낮음
  - 눈꼬리가 올라가 있으며, 양 눈 사이가 멀어 보임
  - 목이 짧고 두꺼워 보이며, 근육에 힘이 없음
- 지능이 낮음
  - 성인 시 평균 지능이 IQ 20~50 정도
- 출생 전에 기형이 발생하고, 출생 후에도 여러 장기의 기능 이상이 나타남
- 일반인에 비하여 수명이 짧음

답 1)

05

- 13번 염색체 : Patau 증후군
- 15번 염색체 : 프레더-윌리 증후군
- 18번 염색체 : 에드워드 증후군
- 21번 염색체 : Down 증후군

답 1)

OCCUPATIONAL THERAPY

10

C·H·A·P·T·E·R

소아·청소년 정신의학

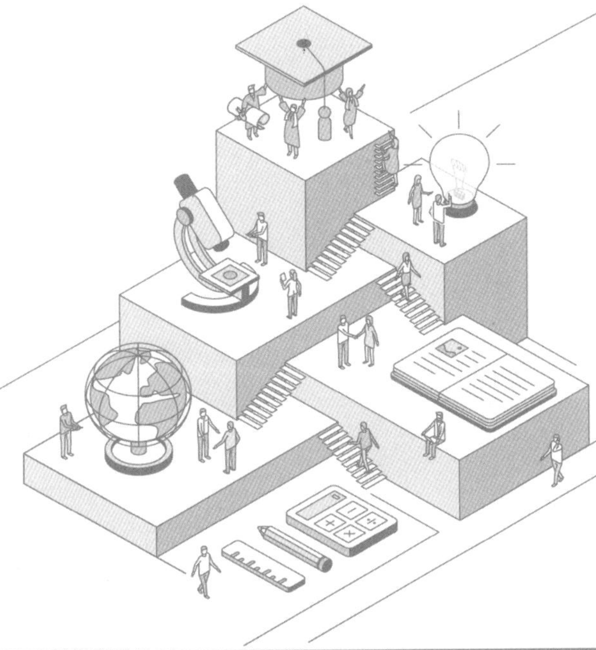

예·상·문·제·풀·이

01

자폐아의 특징으로 가장 타당한 것은?

1) 상동행동은 없다
2) 반향어가 나타난다
3) 환경변화에 저항이 없다
4) 대인애착장애는 없다
5) 감각자극에 정상반응을 보인다

문제해설

01 해설내용 참조

답 2)

자폐장애의 특징

Explanation

- 선천적 또는 발달 초기부터 발달과정이 저반적으로 왜곡
- 남아 3~5배, 여아 발병 시 지능저하 심함
- 사회적 상호관계의 장애
- 의사소통의 장애(비언어적 의사소통의 장애, 언어발달의 장애)

행동문제	• 상동증(괴상한 행동을 목적 없이 함) • 동일성 고집, 변화에 저항 • 과다행동, 과소행동 교대로 나타남, 과잉반응 • 공격적, 충동적 행동 • 놀이 : 단순, 반복적, 비기능적, 비사회적
인지장애	• 정신지체 • 추상적 사고력, 정보처리능력 장애 • 언어기능 저하 • 단순한 암기력, 계산, 읽기, 음악, 그림 등 특정 분야에서 특출하기도 함 • 타인의 생각, 욕구, 의도가 자신과 다른 것을 이해하지 못함
감각장애	• 청각, 시각, 미각, 전정감각, 후각, 고유감각에 장애 • 감각정보 처리하는 데 장애 • 감각에 대해 과대, 과소반응 • 감각자극의 부적절한 선택
경련	• 1/3 정도 나타남

02

염색체의 돌연변이에 의해 발생하며, 외견상으로 크고 긴 머리와 귀, 작은 키, 거대 고환증 등이 나타난다. 학습장애, 주의력 결핍 등의 행동문제도 나타난다. 예상되는 진단명은?

1) Rett 장애
2) 다운 증후군
3) Asperger 장애
4) Tourett 장애
5) Fragile X 증후군

문제해설

02 fragile X 증후군

- 'fragile site'라고 알려진 X염색체의 돌연변이에 의해 발생함
- 외견상으로 크고 긴 머리와 귀, 작은 키, 거대 고환증(macro-orchidism) 등
- 행동상의 문제로 주의력결핍·과잉활동장애, 학습장애, 자폐증, 전반적 발달장애 등

답 5)

03

자폐 장애(Autistic disorder)의 임상적 양상으로 옳은 것은?

1) 애착행동이 특징적이다
2) 사람이 아닌 대상에는 관심이 없다
3) 사회적 웃음은 있지만 눈 접촉은 피한다
4) 부모와도 사회적 관계를 발전시키지 못한다
5) 신체 접촉을 피하지는 않지만 혼자 지내려고 한다

03 해설내용 참조

답 4)

자폐장애(Autistic disorder)의 임상적 양상

Explanation

사회적 상호관계의 장애	• 자폐아는 부모나 다른 사람과의 사회적 관계를 발전시키지 못함 • 사회적 웃음(social smile)없고, 눈 접촉을 피함 • 신체적 접촉을 싫어하고 혼자 지내려 함 • 사람이 아닌 대상에 관심이 많음 • 애착행동이 별로 없음 • 사람과의 유대관계도 형성하지 못함
의사소통 및 언어장애	• 말할 때가 지났는데도 전혀 말이 없음 • 괴상한 소리를 지름 • 인칭대명사를 제대로 사용하지 못하거나 반향언어(echolalia)를 보임
행동장애	• 괴상한 행동을 반복적으로 되풀이하는 상동적 행동을 보임 • 새로운 환경이나 새로운 경험을 받아들이지 못함 • 똑같은 것만 고집하고 유지하려는 경향이 있음 • 주의가 산만하고 부산하며 가만히 있지 못함 • 머리를 박는다든지 살갗을 할퀴거나 물거나 등 자해 행위를 함

04

자폐아의 사회적 상호작용 증진을 위한 치료활동으로 거리가 먼 것은?

1) 공 주고 받기
2) 숨바꼭질하기
3) 엄마와 미끄럼타기
4) 치료사와 소꿉놀이하기
5) 책상에 앉아 퍼즐 맞추기

05

불수의적으로 빠르고 반복된 움직임을 보이고 있다. 불규칙적이며, 반복적인 발성도 가지고 있다. 이 남성과 가장 관계 깊은 질환은?

1) Rett 장애
2) Tourett 장애
3) Asperger 장애
4) 발달성 조정장애
5) 주의력결핍 과다활동장애(ADHD)

문제해설

04 상호작용 증진

- 사회적 기술 향상을 위한 활동들을 조직화
  - 그룹 활동에 참여
  - 치료 환경
  - 참여자 수를 증가시킴
    - 처음에는 1:1 치료에서 점차적으로 확대해 나감

답 5)

05 해설내용 참조

답 2)

틱

Explanation

1. 틱(tic)의 정의

- 불수의적으로 갑자기 빠르게 반복적으로 불규칙하게 움직이는 상동적 근육의 움직임이나 발성을 뜻함

2. 틱 장애(tic disorder)의 종류

1) Tourett 장애
   - 다양한 운동 틱, 음성 틱, 외화증(coprolalia), 반향언어증(echolalia)이 나타남
2) 만성 운동 틱 또는 음성 틱장애
   (1) 동시에 1~3개의 근육군이 틱을 보임
   (2) 음성 틱이 적어도 1년 이상이 있는 경우
3) 일과성 틱 장애(transient tic disorder)
   - 단일의 또는 다양한 운동 틱이나 음성 틱이 하루에 여러 번 거의 매일같이 최소 4주 이상 12개월 이내로 지속해서 나타남

06

전반적 발달장애에 대한 설명이다. 빈칸에 들어갈 적절한 단어는?

> (가) 장애는 명백하게 정상적인 출산과 주산기 발달이 있으며, 출생 이후 첫 (나)개월 동안 명백하게 정상적인 정신운동성 발달과 정상적인 머리 둘레를 가진다. 그 이후 5~48개월 사이 머리 성장이 감속하고 과거에 습득한 의미 있는 (다)의 상실이 뒤 따른다

1) 가=렛츠, 나=5, 다=손 기술
2) 가=자폐, 나=3, 다=언어 기술
3) 가=렛츠, 나=10, 다=보행 기술
4) 가=지적, 나=70, 다=인지 기술
5) 가=소아기 붕괴성, 나=5, 다=손 기술

07

다음 중 다운증후군의 원인으로 옳은 것은?

1) 46개의 염색체가 원인이다
2) 21번째 염색체가 원인이다
3) X 염색체의 문제가 원인이다
4) Y 염색체의 문제가 원인이다
5) 태아의 산소공급 저하가 원인이다

문제해설

06 렛츠 장애의 진단기준에 대한 설명이다.
답 1)

07 해설내용 참조
답 2)

다운증후군의 특징

Explanation

1. 환자들의 염색체 수가 47개이며 21번째 염색체가 3개임이 발견되어 '21-trisomy'라 함
2. 머리가 편평하고, 안열이 위로 치솟고 좁으며 미간에 주름이 많음
3. 손가락이 짧고 넓으며 두텁고, 손금이 한 줄로 되어 있고 특히 다섯째 손가락의 중절 골의 형성부전과 선천성 심장 이상 등
4. 중등도 이하 정신지체를 나타냄

08

만 8세의 남아는 말을 할 때 음이나 음절을 자주 반복하거나 지연시키고 단어 사이를 쉬어서 발음하기 때문에 유창하게 말하는 것이 나이에 비해 현저히 부족하다. 예상되는 진단은?

1) 말더듬기(stuttering)
2) 자폐 장애(autistic disorder)
3) 음성장애(phonological disorder)
4) 표현성 언어장애(expressive language disorder)
5) 혼합 언어장애(mixed receptive·expressive language disorder)

문제해설

08 말더듬기(stuttering)

개념	• 말할 때 음이나 음절을 자주 반복하거나 지연시키고, 한 단어 사이를 쉬어서 발음하기 때문에 유창하게 말하는 것이 나이에 비해 현저한 장애가 있을 때
원인	• 정확한 원인은 미상 • 유전적 요인과 환경적 요인이 복합적으로 작용하여 발생하는 것으로 추정됨
임상 양상	• 보통 12세 전에 나타남 • 몇 주에서 몇 개월에 걸쳐 서서히 나타남 • 대개 첫 자음의 반복으로 시작됨 • 점차 긴 단어나 구절의 첫 번째 단어를 반복하면서 점차 악화됨 • 읽거나, 노래하기, 인형이나 애완동물에게 이야기할 때는 말더듬기가 없어지는 경우 많음 • 만성적 환자는 좌절, 불안, 우울감에 자주 빠짐

답 1)

09

다음 중 특수발달장애에 해당하는 것은?

1) MR
2) 자폐
3) 틱장애
4) 학습장애
5) Rett 장애

09 해설내용 참조

답 4)

발달장애의 종류

Explanation

정신지체	• 경도 정신지체(mild mental retardation) • 중등도 정신지체(moderate mental retardation) • 고도 정신지체(severe metal retardation) • 최고도 정신지체(profound mental retardation)
전반적 발달장애	• 자폐증 • 아스퍼거 증후군 • 아동기 붕괴성 장애(childhood disintegrative disorder), • 레트 증후군(rett syndrome)
특수발달장애	• 학습장애 : 셈하기 장애, 쓰기 장애, 읽기 장애 • 언어장애 : 조음장애, 표현언어장애, 수용언어장애 등

10

다음 보기의 증상들이 나타나는 증후군은?

가. 첫 1년 동안 정상적으로 보이지만 2~3세에 인지장애와 이상행동이 나타남
나. 신경 운동 퇴행, 경직, 심한 MR이 나타남
다. 입술과 손가락을 깨물고 얼굴을 만지고 싶어하는 큰 충동을 느낌
라. 요산의 과잉 생성으로 다양한 문제가 발생됨

1) 터너 증후군(Turner's syndrome)
2) 묘성 증후군(Cri du chat syndrome)
3) 윌리암스 증후군(Williams syndrome)
4) 프라더윌리 증후군(Prader-willi syndrome)
5) 레쉬－니한 증후군(Lesch-Nyhan syndrome)

문제해설

10 해설내용 참조

답 5)

Lesch-Nyhan syndrome

Explanation

1. 개요

1) 1964년 Lesch와 Nyhan에 의해 처음으로 보고된 질환
2) HPRT 효소결핍에 의해서 신경계, 신장, 그리고 류마티스성 이상 증상을 발현시킴
3) 선천적 퓨린(Purine) 대사 장애 질환
4) 3개월에서 6개월
   (1) 근긴장 저하와 발달지연의 특징을 보임
   (2) 앉는 것이 어렵고 걷지 못하는 보행 장애의 특징이 나타남
5) 2~3세
   - 인지장애와 함께 손가락, 손, 입술, 뺨 안쪽을 물거나 머리와 팔을 세게 흔드는 등의 행동장애를 나타냄
6) 요산이 과생산 되어 요산과 다혈증이나 요산과다뇨증, 결절성 통풍, 관절염, 요로결석, 요산성 신증 등이 나타남
7) 평균 수명은 20~30대로 적절한 관리를 해주면 40세 정도까지 생명을 유지할 수 있음
8) 약물치료 없이 관리가 잘 안 되는 경우에는 5세 이하의 연령에서 대부분 사망함

2. 원인

1) X 염색체와 연관된 반성열성유전 양식으로 남성에게서 발생함
   - hypoxanthin-guanine phosphoribosyl transferase(HPRT) 유전자의 돌연변이
2) HPRT 결핍에 의해 purine nucleotide가 과도하게 자체 합성되어 요산이 과생산됨

3. 임상증상

1) 발달지연
   - 3개월에서 6개월 사이에 대근육 운동의 지연이 시작되며, 생후 1년에 지연을 보임
2) 강박적 자해 행동
   (1) 평균적으로 2~4살에 시작함
   (2) 평생 동안 자해적 행동장애를 보임
   (3) 입술과 입안 볼쪽의 점막을 물어뜯기 시작하여 손가락과 손을 물어뜯고 머리를 흔들기 시작하는 등 자해적인 다양한 행동특성을 보임
3) 언어
   - 중추 또는 말초신경계의 손상으로 인하여 근육조절이 제대로 되지 않기 때문에 불완전한 마비성 구음장애와 말더듬이 현상이 발생함
4) 인지능력
   - 정신지체 : IQ 40~80
5) 기타
   (1) 초기에는 손과 발이 구부러지고 뒤트는 동작을 느린 동작을 계속함
   (2) 초기에 근력저하를 보이다가 운동실조증이나 무도병 같은 과운동성으로 발전됨
   (3) 요산나트륨 결정체의 침착으로 신체 여러 부위에 인한 통풍결절이 발생함

11

자폐 진단을 받은 8세 남아는 다른 사람들과 관심사를 공유하지 않고 또래 아이들에 대한 관심이 없다. 이 남아의 주된 문제는?

1) 의사소통의 문제
2) 행동장애의 문제
3) 정서장애의 문제
4) 지능장애의 문제
5) 사회적 상호작용의 문제

문제해설

11 해설내용 참조

답 5)

자폐 스펙트럼 환자의 사회 상호작용의 문제

Explanation

1. 상호작용의 문제

1) 대인관계가 질적으로 장애가 되어 부모나 다른 사람과의 사회적 관계를 발전시키지 못함
2) 사회적 관계를 갖고 유지하고 이해하는 것에 장애가 있음
3) 질적인 장애, 의사소통 및 언어발달 장애, 행동장애와 현저하게 제한된 활동 및 관심 등이 특징임
4) 사회적 의사소통 요구가 능력 범위를 초과할 대까지 분명하기 나타나지 않을 수 있음
5) 다양한 사회적 상황에 맞춰 행동을 조절하지 못함
6) 상상놀이를 하거나 친구를 만들이 어려움
7) 또래에 대한 관심이 없음

2. 사회적, 정서적 상호작용의 장애

1) 사회적 접근이 부적절함
2) 정상적인 대화의 주고받기를 하지 않음
3) 다른 사람들과 관심사, 감정 혹은 애착의 공유가 적음
4) 사회적 상호작용을 시작하거나 응답하지 못함
5) 사람에 대한 반응의 결여 : 유아기 때부터 social smile이 거의 없음, 사람들과의 눈 접촉(eye contact)을 피함, 신체적 접촉을 싫어함, 혼자 지내려 함

12

다음과 같은 징후를 보이는 증후군은?

- 눈꺼풀 처짐
- 동공 수축
- 교감 또는 부교감 신경에 문제
- 얼굴 및 목에서의 땀 분비 부재

1) 투렛증후군
2) 호너증후군
3) 쿠싱증후군
4) 서번트증후군
5) 복합부위통증증후군

문제해설

12 해설내용 참조

답 2)

호너(Horner) 증후군

Explanation

1. 개요

1) 버나드 호너(Bernard-Horner) 증후군 또는 안검 정맥 마비(oculosympathetic palsy)로도 알려져 있음
2) 교감 신경계에 영향을 미치는 질환임
3) 1869년 스위스 안과 전문의 요한 프리드리히 호너(Johann Friedrich Horner)에 의해 처음으로 기술됨

2. 주요 증상

1) 다른 눈의 동공보다 작음(확장하지 않는 동공)
2) 얼굴의 영향을 받은 쪽에 눈꺼풀이 튀어 나옴
3) 안검 하수증
4) 영향 받은 부분에 땀을 내지 않음
5) 얼굴에 영향 받은 쪽으로 일반적으로 홍조가 유발됨(육체적 인 운동, 열 또는 정서적 스트레스 등)
6) 영향 받은 눈의 홍채가 감염되지 않은 눈보다 밝은 색을 나타낼 수 있음

3. 원인

1) 특정 교감 신경계 경로가 손상 될 때 발생함
2) 뇌졸중, 종양 또는 목의 외상으로 인해 발생할 수 있음
   - 경동맥이나 경정맥에 손상을 입으면 목을 관통하는 두 개의 주요 혈관이 손상 될 수 있음
3) 선천성 호너 증후군
   - 출생 시 목에 부상을 입거나, 대동맥(심장에서 복부로 이어지는 주 동맥)의 선천성 결함이나 신경모세포종으로 알려진 신경계의 종양에 의해 발생할 수 있음

13

주의집중에 손상이 있는 학습장애 아동을 치료할 때 치료사의 역할로 옳은 것은?

1) 아동의 발달을 촉진하기 위해 다양한 자극을 제공해 준다
2) 치료는 짧은 시간에서 시작해 점차적으로 늘려나가야 한다
3) 치료 초기에는 1 : 1보다는 여러 아동들과 같이 치료하는 것이 바람직하다
4) 쾌적한 환경을 위해 밝고 넓으며 시각 자극이 많은 공간에서 치료를 실시한다
5) 사방이 막힌 공간보다는 외부를 볼 수 있는 투명한 벽이 있는 방에서 치료한다

문제해설

13 해설내용 참조

답 2)

ADHD

Explanation

1. 주의력결핍 · 과다활동장애(attention-deficit/hyperactivity disorder; ADHD)

1) 개념

- 낮은 집중력으로 인한 짧은 주의집중기간, 충동성 및 과다활동임

2) 원인

(1) 정확한 원인은 아직 충분히 밝혀지지 않음
(2) 신경생물학적 요인이 주로 관련이 있다고 추정

3) 임상양상

(1) 유아기 때 발생한다고 볼 수 있음
(2) 자극에 지나치게 민감
(3) 소음, 빛, 온도와 그 밖에 환경변화에 쉽게 과민반응을 보임
(4) 번잡하고 잠을 잘 자지 않고 많이 울
(5) 커서는 학교에서 가만히 앉아 있지 못하고 안절부절 못함
(6) 항상 지나치게 많이 움직이고 부산
(7) 충동적이며 기다리지 못함
(8) 사고를 잘 내기 때문에 정서장애가 심해 부정적 자아개념, 적대적·공격적으로 악화됨

4) 임상적 특징

(1) 낮은 집중력으로 인한 짧은 주의집중기간, 충동성 및 과다활동임

(2) 자극에 지나치게 민감함
(3) 소음, 빛, 온도와 그 밖에 환경변화에 쉽게 과민반응을 보임
(4) 번잡하고 잠을 잘 자지 않고 많이 움
(5) 항상 지나치게 많이 움직이고 부산함

5) **치료**

(1) 약물치료는 'detroamphetamine', 'methylphenidate', 'pemoline' 같은 중추신경자극제
(2) 약물치료로 만족하지 못할 경우에 인지행동치료가 주요보조치료로 효과적임
(3) 경우에 따라 지지적 정신치료와 부모 및 교사와의 상담, 환경조정이 필요함
(4) 작업치료사의 역할
① 환경적 자극이 적은 공간의 활용
② 조용하고 안락한 공간이 선호됨
③ 초기에는 1 : 1 치료가 필요한

2. 학습장애(learning disorder)

1) **읽기장애**(reading disorder)

(1) 지능이 정상이며 지각장애가 없음
(2) 정상적 수업을 받았는데도 글자를 인지하지 못 하거나, 느리게 또는 부정확하게 글을 읽거나 글을 제대로 이해 못하는 경우

2) **산술장애**(mathematics disorder)

(1) 한 개인의 학력, 지능지수를 고려하여도 예상 외로 산술능력(arithmatic skills)에 장애
- 대체로 8세가 되면 산술장애는 확실하게 나타남
(2) 숫자를 세고, 더하고 빼는 등의 기본적인 수의 개념이 나이에 비해 현저하게 떨어짐
(3) 다른 분야에서는 정상적인 지적 기능을 나타냄

3) **표현성 쓰기장애**(disorder of written expression)

- 개인의 나이, 지능지수, 학력을 고려하여도 예상 외로 쓰기능력에 장애가 있는 것

14

생후 6~12개월까지는 운동능력, 머리둘레, 신체성장이 정상 범위에 속하지만 이후 뇌장애가 발생하며 뇌가 작아지며, 언어기능 손상, 상동운동, 운동실조, 호흡 문제를 보이는 질환은?

1) 터너 증후군
2) 레트 증후군
3) 파타우 증후군
4) 아스퍼거 증후군
5) 클라인펠터 증후군

문제해설

14 해설내용 참조

답 2)

레트증후군(Rett syndrome)

Explanation

1965년 Rett가 22명의 여아를 보고하였다. 아직까지는 7개월에서 24개월 사이 여아에서만 발견되는 장애이다. DSM-5에서는 이를 자폐증 스펙트럼 장애로 통합되었다. Rett 장애의 정확한 원인은 밝혀지지 않았다 여아에서만 발생하고 일란성 쌍둥이에서는 일치율이 100%라는 증례보고로 보아, 유전적 원인이 강하게 시사된다.

생후 6~12개월까지는 정상적으로 발달한다. 즉 운동능력, 머리둘레, 신체성장이 정상 범위에 속한다. 이후 심각한 퇴행현상을 보인다. 6~24개월 사이에 점진적으로 뇌장애(encephalopathy)가 발생하면서 두뇌성장이 감퇴되면서 뇌가 작아진다(microcephaly). 부분적 또는 전반적으로 언어기능이 손상되는데, 이미 배워서 습득한 말을 하지 못하게 되어 수용성, 표현성 의사소통장애가 온다. 운동기술을 잃고 목적성 손 운동이 소실되고, 특징적인 손을 비틀거나 손가락을 핥거나 물어뜯거나 손으로 쓰는 것 같은 상동운동(hand-writing stereotypy)이 나타난다. 그리고 불규칙적인 호흡, 과호흡증, 무호흡 등의 호흡기계 증상 등이 나타나기 시작한다. 정신운동지체와 더불어 사회적 발달, 놀이발달이 중지되나 사회적 관심은 유지된다. 4세경에는 ataxia 및 apraxia 등 운동실조를 보인다. 이어 흔히 choreoathetoid movement가 나타난다. 척추측만증(scoliosis)이 많이 동반된다. 대개 고도의 정신지체가 동반된다. Rett 장애아의 60~75%에는 뇌전증이 동반된다. 질병이 경과되면 근육긴장도(muscle tone)가 증가하여 근육강직이 일어나 약 10년이 지나면 대부분 휠체어를 사용하게 된다. 또한 말도 할 수 없게 된다. 이처럼 Rett 장애가 전형적 자폐장애와 다른 점은 생후 6개월 이후에 심각한 발달, 성장장애를 보이고, 특징적인 손 운동이 있고, 언어능력이 완전히 소실되고 호흡기계 증상이 있다는 점이다.

15

만 8세의 아동은 말할 때 음이나 음절을 자주 반복하거나 지연시키며 말을 한다. 한 단어 사이를 쉬어서 발음하기 때문에 말하는 것이 나이에 비해 현저히 떨어진다. 이 아동의 언어장애는?

1) 운동 실어증
2) 유창성 장애
3) 언어발음 장애
4) 자폐 스펙트럼 장애
5) 사회적 의사소통 장애

16

만 9세의 남아는 갑자기 이마를 찌푸리고 얼굴을 씰룩거리기도 하며, 말하면서 '끙끙'거리는 틱을 2년 가까이 보이고 있다. 이 남아에게 예상되는 진단은?

1) 뚜렛장애
2) 터너 증후군
3) 레트 증후군
4) 자폐증 스펙트럼 장애
5) 주의력결핍과다활동장애

문제해설

15 유창성 장애

- 개념
  - 대부분 소아기에 발생함
  - 말할 때 음이나 음절을 자주 반복하거나 지연시킴 : 한 단어 사이를 쉬어서 발음하기 때문에 유창하게 말하는 것이 나이에 비해 현저한 장애가 있을 때 진단됨
- 임상양상 및 진단
  - 발병 : 보통 12세 전에 나타남, 대부분 18개월~9세 사이에 나타남, 2~3.5세 사이와 5~7세 동안에 가장 빈번함
  - 증상
    - 증상은 몇 주에서 몇 개월에 걸쳐 서서히 나타남
    - 대개 첫 자음의 반복으로 시작되며 점차 긴 단어나 구절의 첫 번째 단어를 반복하면서 점차 악화되어 감
    - 구두로 읽거나, 노래하거나, 인형이나 애완동물에게 이야기할 때는 말더듬기가 없어지는 경우가 많음

답 2)

16 뚜렛장애

- 다양한 운동 틱과 1개 또는 그 이상의 음성 틱이 1년 이상 지속될 때를 말함
- 틱 증상들은 동시에 나타날 수도 있고, 각기 다른 시간에 나타날 수도 있음
- 틱이 다중적이며 반복적인 폭발적 발성이나 기침 등이 동반됨
- 발병 : 틱의 평균 발병연령은 7세, 빠르면 2세에도 나타남, 늦어도 16세 이전에 발병, 청년기에 더 심해지며 성인기까지 지속되는 경향이 있음
- 초기 증상 : 얼굴과 목에 나타나고 점차로 신체하부, 즉 몸통(호흡기 및 소화기계통), 상지, 하지로 확대됨, 가장 흔한 초기 증상은 눈 깜박거림임－다음은 머리의 틱, 얼굴 씰룩거림임
- 얼굴과 머리에 오는 틱 : 이마를 찌푸리거나 눈을 깜박거리거나 코에 주름살 짓기, 입술을 깨물거나 얼굴을 씰룩거리거나 머리를 끄떡이거나 흔들기, 목 비틀기 등
- 음성 틱 : '음음'하며 혀를 차기, 말하면서 '끙끙'거리기, '악', '윽' 등 비명소리 내기, 개 짖는 소리 내기, 코를 킁킁거리는 소리, 무엇을 빨거나 입맛 다시는 소리 등

답 1)

17

다음 사례의 아동에게 예상되는 진단은?

> 아동은 처음 내원한 작업치료실에서 치료사의 눈을 보지 않았으며 의사소통도 이루어지지 않았다. 원하는 것이 있으면 손짓을 하여 요구하였고, 소리에 예민하게 반응을 보이고 스스로 높은 소리로 흥얼거렸다. 불안한 듯 가만히 있지 못하였으며, 기차, 자동차의 바퀴에만 관심을 보였다

1) 틱장애
2) 지적장애
3) 특정학습장애
4) 의사소통장애
5) 자폐스펙트럼장애

18

다음 내용에 가장 부합하는 질환은?

> • 21번 염색체가 3개이다
> • 머리가 작고 눈 사이가 벌어진다
> • 손가락이 짧고 넓으며 두텁다

1) 다운 증후군
2) 터너 증후군
3) 엔젤스 증후군
4) 에드워드 증후군
5) 클라인펠터 증후군

19

발달장애의 진단기준이 되는 나이가 옳은 것은?

1) 자폐 : 3세 이전, 지적장애 : 7세 이전
2) 자폐 : 5세 이전, 지적장애 : 7세 이전
3) 자폐 : 3세 이전, 지적장애 : 18세 이전
4) 자폐 : 3세 이전, 지적장애 : 12세 이전
5) 자폐 : 5세 이전, 지적장애 : 12세 이전

문제해설

17 자폐스펙트럼장애는 사회적 의사소통 및 사회적 상호작용의 지속적인 결함을 보인다. 제한적이고 반복적인 행동이나 흥미, 활동이 현재 또는 과거력상 나타난다.

답 5)

18 다운증후군
- 환자들의 염색체 수가 47개이며 21번째 염색체가 3개임이 발견되어 21-trisomy라 함
- 머리가 편평하고, 안열이 위로 치솟고 좁으며 미간에 주름이 많음
- 손가락이 짧고 넓으며 두텁고, 손금이 한 줄로 되어 있고 특히 다섯째 손가락의 중절골의 형성부전과 선천성 심장 이상 등

답 1)

19 DSM-5에 의하면 자폐는 3세 이전, 지적장애는 18세 이전, 주의력과잉행동장애는 12세 이전에 증상이 나타나야 한다. 주의력과잉행동장애는 DSM-4에서는 7세 이전이었으나 DSM-5에서는 연령대가 확대되었다.

답 3)

20

다음 설명에 가장 부합하는 질환은?

- 성염색체가 XXY
- 체형은 남자이지만 가슴이 발달함

1) 다운증후군
2) 터너 증후군
3) 엔젤스 증후군
4) 에드워드 증후군
5) 클라인펠터 증후군

문제해설

20 해설내용 참조

답 5)

Explanation

클라인펠터 증후군

1) X염색체의 분리 과정에서 이상이 생겨 X염색체를 2개 이상 보유하는 경우(예 : XXY를 포함한 47개)를 말함
   (1) 일반적으로 남성은 아버지로부터 22개 상염색체와 Y염색체를 물려받고 동시에 어머니로부터 22개의 상염색체와 X염색체를 물려받아 총 46개의 염색체(44개의 상염색체+2개의 성염색체 XY)를 갖고 태어남
2) Y염색체 하나에 X염색체 둘을 포함한 최소 47개의 염색체를 물려받음
3) 남성은 지능, 생식, 신체발달 등에서 병리적 이상을 보임
4) 증상
   (1) 대부분의 남성보다 키가 크고 상체에 비해 하체가 긴 편임
   (2) 남성호르몬인 테스토스테론이 적게 분비되어 남근이 작고, 체모도 거의 없으며, 고환도 작은 편임 : 대부분 불임의 문제를 보임
   (3) 유방이 비대해져 여성형 유방을 가지기도 함 : 이로 인해 유방암에 걸릴 확률도 높음
   (4) 복부 및 엉덩이에 지방이 축적되기 쉬워 비만이 되기 쉽고, 당뇨병이나 갑상선 이상 증세를 보이기도 함
   (5) 신체적, 인지적 발달이 늦어 예민하고 내성적인 성격이 되기 쉬움 : 이로 인해 경미한 정신지체, 우울증, 정신병, 성도착 등의 기타 다양한 정신적 문제를 겪을 수 있음

21

성염색체 이상이 원인이 되는 질환은?

1) 묘성증후군
2) 다운증후군
3) 에드워드증후군
4) 프래더윌리증후군
5) 클라인펠터증후군

22

다음 중 자폐 스펙트럼 장애(Autism spectrum disorder)의 문제로 적절한 것은?

1) 감정 폭발 부재
2) 증가된 비 구조화된 언어
3) 다양한 흥미
4) 지능지수 70 이하의 인지 결손
5) 감각의 저반응성(hyporeactivity)

23

다음의 설명에 해당하는 소아기 질환은?

> 상염색체에 유전자 이상으로 인해 시상하부 기능에 장애가 발생하는 질환으로, 연령과 개인에 따라 나타나는 증상은 다르다. 그러나 일반적으로 저신장, 근육 저긴장, 수유 곤란, 발달 장애, 지능 장애, 작은 손발, 성장호르몬 결핍증, 시상하부성 생식샘 저하증, 과도하고 억제되지 않는 식욕, 비만, 당뇨병 등이 나타나는 유전 질환이다

1) 터너증후군
2) 프레더 윌리 증후군
3) 페닐케토뉴리아
4) 클라인펠터증후군
5) 다운증후군

문제해설

21 1) 묘성증후군 : 5번 염색체 이상
2) 다운증후군 : 21번 염색체 이상
3) 에드워드증후군 : 18번 염색체 이상
4) 프래더윌리증후군 : 15번 염색체 이상
5) 클라인펠터증후군 : 성염색체X 이상

답 5)

22 자폐 스펙트럼 장애 아동은 비성상적인 감정 폭발, 언어적 의사소통 결손, 고착된 흥미, 감각의 저반응성(hyporeactivity) 또는 과반응성(hypereactivity)을 보이며, 지능지수 70 이하의 지적장애와는 감별진단 된다.

답 5)

23 1) 터너증후군 : 전체 염색체 수가 45개로서 X 염색체가 하나 없는 XO를 나타낸다. 여성호르몬의 부족으로 2차 성징이 잘 나타나지 않는다.
2) 프레더 윌리 증후군 : 15번 염색체에 유전자 이상이 발생하고, 이로 인해 시상하부 기능에 장애가 발생하는 질환으로, 연령과 개인에 따라 나타나는 증상은 다르다. 그러나 일반적으로 저신장, 근육 저긴장, 수유 곤란, 발달 장애, 지능 장애, 작은 손발, 성장호르몬 결핍증, 시상하부성 생식샘 저하증, 과도하고 억제되지 않는 식욕, 비만, 당뇨병 등이 나타나는 유전 질환이다.
3) 페닐케토뉴리아 : 신진대사에 필요한 효소의 결핍으로 인한 유전병. 효소가 결핍되면 페닐알라닌이 분해되지 못하고 그 독성이 신경조직에 축적되어 정신지체를 유발시키는 요인으로 작용한다.
4) 클라인펠터증후군 : 염색체 질환 중 하나로 남아에게 나타나며 23번째 성염색체가 X염색체를 하나 더 가지고 있거나, Y염색체를 하나 더 가지고 있는 질환이다. 여성의 2차성징이 나타나는 것이 특징이다.
5) 다운증후군 : 21번 염색체의 이상으로 야기되며 염색체 수가 하나 더 많은 47개가 된다. 지능은 40~60 정도이나 다정하고 쾌활한 성격적 특성을 가진다.

답 2)

24

다음 보기에 부합하는 염색체 질환은?

- 여아에게만 발병함
- 1세까지는 정상발달을 보인 후 뇌의 퇴화가 심각하게 나타남
- 4세경에는 ataxia 및 apraxia 등 운동실조를 보임

1) 터너 증후군
2) 레트 증후군
3) 파타우 증후군
3) 아스퍼거 증후군
5) 클라인펠터 증후군

문제해설

24 레트 증후군은 성염색체X 관련 유전자 이상으로 인해 발생한 퇴행성 신경질환이다. 1세까지는 정상발달을 보이나 이후 뇌의 빠른 퇴화를 보인다. 머리가 작고, 경직과 발작을 동반할 수 있다.

답 2)

레트증후군(Rett syndrome)

Explanation

1965년 Rett가 22명의 여아를 보고하였다. 아직까지는 7개월에서 24개월 사이 여아에서만 발견되는 장애이다. DSM-5에서는 이를 자폐증 스펙트럼 장애로 통합되었다. Rett 장애의 정확한 원인은 밝혀지지 않았다 여아에서만 발생하고 일란성 쌍둥이에서는 일치율이 100%라는 증례보고로 보아, 유전적 원인이 강하게 시사된다.

생후 6~12개월까지는 정상적으로 발달한다. 즉 운동능력, 머리둘레, 신체성장이 정상 범위에 속한다. 이후 심각한 퇴행현상을 보인다. 6~24개월 사이에 점진적으로 뇌장애(encephalopathy)가 발생하면서 두뇌성장이 감퇴되면서 뇌가 작아진다(microcephaly). 부분적 또는 전반적으로 언어기능이 손상되는데, 이미 배워서 습득한 말을 하지 못하게 되어 수용성, 표현성 의사소통장애가 온다. 운동기술을 잃고 목적성 손 운동이 소실되고, 특징적인 손을 비틀거나 손가락을 핥거나 물어뜯거나 손으로 쓰는 것 같은 상동운동(hand-writing stereotypy)이 나타난다. 그리고 불규칙적인 호흡, 과호흡증, 무호흡 등의 호흡기계 증상 등이 나타나기 시작한다. 정신운동지체와 더불어 사회적 발달, 놀이발달이 중지되나 사회적 관심은 유지된다. 4세경에는 ataxia 및 apraxia 등 운동실조를 보인다. 이어 흔히 choreoathetoid movement가 나타난다. 척추측만증(scoliosis)이 많이 동반된다. 대개 고도의 정신지체가 동반된다. Rett 장애아의 60~75%에는 뇌전증이 동반된다. 질병이 경과되면 근육긴장도(muscle tone)가 증가하여 근육강직이 일어나 약 10년이 지나면 대부분 휠체어를 사용하게 된다. 또한 말도 할 수 없게 된다. 이처럼 Rett 장애가 전형적 자폐장애와 다른 점은 생후 6개월 이후에 심각한 발달, 성장장애를 보이고, 특징적인 손 운동이 있고, 언어능력이 완전히 소실되고 호흡기계 증상이 있다는 점이다.

25

21번 염색체가 세 개이며, 모인 눈, 특징적인 눈주름, 인지저하 등이 나타나는 증후군은?

1) 클라인펠터증후군
2) 다운증후군
3) 페닐케토뉴리아
4) 터너증후군
5) 프레더 윌리 증후군

26

B군은 훔쳐보는 것에 대한 강한 충동으로 버스에서 여중생의 치마를 상습적으로 몰래 촬영하다 적발되었다. B군에게 의심되는 장애는?

1) 물품음란증
2) 마찰도착증
3) 소아기호증
4) 노출장애
5) 관음증

문제해설

25 1) 클라인펠터증후군 : 염색체 질환 중 하나로 남아에게 나타나며 23번째 성염색체가 X염색체를 하나 더 가지고 있거나, Y염색체를 하나 더 가지고 있는 질환이다. 여성의 2차성징이 나타나는 것이 특징이다.

2) 다운증후군 : 21번 염색체의 이상으로 야기되며 염색체 수가 하나 더 많은 47개가 된다. 지능은 40~60 정도이나 모인 눈과 특징적인 눈주름이 관찰된다.

3) 페닐케토뉴리아 : 신진대사에 필요한 효소의 결핍으로 인한 유전병. 효소가 결핍되면 페닐알라닌이 분해되지 못하고 그 독성이 신경조직에 축적되어 정신지체를 유발시키는 요인으로 작용한다.

4) 터너증후군 : 전체 염색체 수가 45개로서 X염색체가 하나 없는 XO를 나타낸다. 여성호르몬의 부족으로 2차 성징이 잘 나타나지 않는다.

5) 프레더 윌리 증후군 : 15번 염색체에 유전자 이상이 발생하고, 이로 인해 시상하부 기능에 장애가 발생하는 질환으로, 연령과 개인에 따라 나타나는 증상은 다르다. 그러나 일반적으로 저신장, 근육 저긴장, 수유 곤란, 발달 장애, 지능 장애, 작은 손발, 성장호르몬 결핍증, 시상하부성 생식샘 저하증, 과도하고 억제되지 않는 식욕, 비만, 당뇨병 등이 나타나는 유전 질환이다.

답 2)

26 1) 물품음란증 : 남성에서만 볼 수 있고, 성적 흥분을 위해 무생물적 대상, 즉 여성의 옷가지, 신체 일부분, 성적 자극을 위한 기구 등을 수집하고, 이를 성적 공상이나 자위에 사용한다.

2) 마찰도착증 : 접촉도착증이라고도 하며, 혼잡한 지하철이나 버스 안에서 자신의 음경 또는 손을 옷을 입은 이성의 둔부나 신체에 부비는 욕구, 공상 또는 실제 행동을 말한다.

3) 소아기호증 : 사춘기 이전의 소아(대개 13세 이하)와 성활동을 하는 행위 또는 환상을 성적 흥분에 되풀이해서 애용하거나 유일한 수단으로 사용한다.

4) 노출장애 : 예기하거나 경계하지 않고 있는 낯선 사람에게 성기를 노출하고자 하는 반복적이고 강한 욕구나 공상을 갖거나 실제로 노출하는 행위를 말한다.

5) 관음증 : 경계하지 않고 있는 다른 사람들의 나체나 옷을 벗는 행동 또는 성행위를 반복해서 훔쳐보는 것에 대한 욕구를 느끼며 이런 공상을 반복하거나 그에 따라 행동하는 것

답 5)

27

다음은 주의력 결핍 과잉행동장애(ADHD)에 관한 설명이다. 적절한 것은?

1) 어느 누구보다 빠르게 정상적인 반응을 보인다
2) 과잉행동이 특징으로 의식적인 괴팍한 행동으로 수업에 피해를 준다
3) 공격적이지 않으므로 행동장애가 동시에 진단되지 않는다
4) 수업에 집중하지 못하며 읽기문제가 동반된다
5) 강한 자극이 있을 때에만 충동적인 폭발행동을 보인다

28

다음의 설명에 해당하는 염색체 질환은?

> 모체로부터 전달받는 X염색체가 추가되어 23번 성염색체의 패턴이 'XXY'가 된다. 이로 인해 마르고 큰 키, 작은 생식기, 불임의 증상이 야기된다

1) 고양이울음 증후군(Cri-du-chat syndrome)
2) 윌리암스 증후군(Williams syndrome)
3) 취약 X 증후군(Fragile X syndrome)
4) 프레더 윌리 증후군(Prader-Willi syndrome)
5) 클라인펠터 증후군(Klinefelter's syndrome)

29

다음 중 다운증후군의 직접적인 원인이 되는 것은?

1) 외상
2) X 염색체
3) 바이러스 감염
4) 21번째 염색체
5) 체염색체성 열성유전

문제해설

27 1) 어느 누구보다 빠르게 반응하나 이 행동이 정상적인 반응은 아니다.
2) 과잉행동이 나타나지만 의식적으로 괴팍한 행동으로 피해를 주는 괴팍한 무리(temperamental constellation)와 감별 진단된다.
3) 행동장애(conduct disorder)는 동시에 진단되는 경우도 있다.
4) 20~25%가 읽기문제가 동반된다.
5) 작은 자극에도 폭발하는 행동양상을 보인다.

답 4)

28 클라인펠터 증후군 (Klinefelter's syndrome)

남성의 성염색체 이상으로 인해 발생하는 유전적 장애로, 남성의 성적 발달에 영향을 미친다. 클라인펠터 증후군 환자들은 일반적인 남성과 달리 X염색체를 하나 더 보유하는 XXY핵형을 보이는 것으로 알려져 있다. 대표적인 증상으로는 큰 키와 일반적인 남성에 비해 작은 고환, 여성형 유방, 그리고 불임을 들 수 있다.

답 5)

29 다운증후군

- 환자들의 염색체 수가 47개이며 21번째 염색체가 3개임이 발견되어 21-trisomy라 함
- 머리가 편평하고, 안열이 위로 치솟고 좁으며 미간에 주름이 많음
- 손가락이 짧고 넓으며 두텁고, 손금이 한 줄로 되어 있고 특히 다섯째 손가락의 중절골의 형성부전과 선천성 심장 이상 등

답 4)

정신과작업치료

30

ADHD에서 부주의에 대한 설명은?

1) 과업과 활동을 체계화하지 못한다
2) 조용히 여가 활동에 참여하거나 놀지 못한다
3) 부적절한 상황에서 지나치게 뛰어다니거나 기어오른다
4) 앉아 있도록 요구되는 교실이나 다른 상황에서 자리를 떠난다
5) 손발을 가만히 두지 못하거나 의자에 앉아서도 몸을 꼼지락거린다

31

DSM-5에서 자폐 스펙트럼 장애의 진단기준 B에 해당하는 것은?

1) 감각정보에 대한 과잉 또는 과소 반응
2) 관계 발전, 유지 및 관계에 대한 이해의 결함
3) 증상은 반드시 초기발달 시기부터 나타나야 함
4) 사회적 상호작용을 위한 비언어적인 의사소통 행동의 결함
5) 이러한 증상들이 사회적, 직업적 또는 다른 중요한 현재의 기능영역에서 임상적으로 뚜렷한 손상을 초래함

32

Rett 장애에 대한 설명으로 바르지 못한 것은?

1) 척추만곡증, 간질 등이 동반된다
2) 나이가 들면서 보행실조가 나타난다
3) 정신지체 증후군으로 남아에서만 발견된다
4) 의사소통, 운동, 사회성 영역의 기능저하가 보통 1세 이후에 시작된다
5) 이갈기, 언어소실, 과호흡증, 불규칙한 호흡, 손의 상동행동 등이 나타난다

문제해설

30 2), 3), 4), 5)는 과잉행동에 대한 설명이다.

답 1)

31 진단기준 B. 제한적이고 반복적인 행동이나 흥미, 활동
1) B, 2) A, 3) C, 4) A, 5) D

답 1)

32 Rett 장애

- X-linked dominant가 유전으로 나타남
- 정신지체 증후군으로 여아에서만 발견
- 의사소통, 운동, 사회성 영역의 기능 정하가 대개 만 1세 이후에 시작
- 자폐증과 유사한 증상들과 이 갈기(teeth grinding), 언어소실, 과호흡증, 불규칙한 호흡, 손의 상동행동 등 보임
- 나이가 들면서 보행실조가 진행
- 척추만곡증, 간질 등이 동반

답 3)

33

다음은 주의력 결핍 과잉행동장애(ADHD)에 관한 설명이다. 적절한 것은?

1) 과잉행동이 특징으로 의식적인 괴팍한 행동으로 수업에 피해를 준다
2) 수업에 집중하지 못하나 읽기에는 문제가 없다
3) 충동적인 폭발행동은 보이지 않는다
4) 부주의하여 어느 누구보다 느리게 반응한다
5) 행동장애가 동시에 진단되기도 한다

34

염색체의 돌연변이에 의해 발생되며, 크고 긴 머리, 작은 키, 거대고환증, 주의력결핍, 과잉활동장애 등이 나타나는 발달장애는?

1) Rett 증후군
2) 다운 증후군
3) Edwards 증후군
4) Fragile X 증후군
5) Prader-willi 증후군

35

다음과 같은 특징을 지닌 아동의 발달장애는?

- 사회적 상호 교류의 장애가 있다
- 인지발달은 정상이며 언어장애도 없다
- 비언어성 의사소통인 제스처 장애가 현저하다
- 타인의 행복을 기뻐해주는 능력이 없다

1) Rett 증후군
2) Tourett 장애
3) Asperger 장애
4) Fragile X 증후군
5) 주의력결핍·과다활동장애(ADHD)

문제해설

33
1) 과잉행동이 나타나지만 의식적으로 괴팍한 행동으로 피해를 주는 괴팍한 무리(temperamental constellation)와 감별 진단된다.
2) 20~25%가 읽기문제가 동반된다.
3) 작은 자극에도 폭발하는 행동양상을 보인다.
4) 어느 누구보다 빠르게 반응하나 이 행동이 정상적인 반응은 아니다.
5) 행동장애(conduct disorder)는 동시에 진단되는 경우도 있다.

답 5)

34 fragile X 증후군

- fragile site라고 알려진 X염색체의 돌연변이에 의해 발생함
- 외견상으로 크고 긴 머리와 귀, 작은 키, 거대 고환증(macro-orchidism) 등
- 행동상의 문제로 주의력결핍, 과잉활동장애, 학습장애, 자폐증 전반적 발달장애 동반될 수 있음

답 4)

35 Asperger 장애

개념	• 자폐장애에서처럼 사회적 상호교류의 장애, 제한된 관심, 행동장애를 보임 • 인지발달이 정상이고 언어장애는 없음
원인	• 정확한 원인은 모르지만 생물학적 요인이 중요한 것으로 시사
임상양상	• 비언어성 의사소통, 제스처 장애가 현저함 • 친구관계를 유지하지 못함 • 다른 사람과의 사회적 또는 정서적 상호교환이 결여됨 • 관심과 행동이 한정적임 • 타인의 행복을 기뻐해주는 능력이 없음 • 언어 및 인지 발달장애는 없음

답 3)

정신과작업치료

36

다음 증상이 특징인 질환은?

- 사회적 의사소통과 상호작용의 손상이 나타난다
- 제한적이고 반복적인 행동이 나타난다
- 언어기능은 양호 또는 우수하지만 상호작용에만 어려움이 있다

1) 지적장애
2) 아스퍼거장애
3) 의사소통장애
4) 자폐스펙트럼장애
5) 주의력결핍 과잉행동장애

37

다음 중 성염색체 이상 질환이 아닌 것은?

1) 누난 증후군
2) 터너 증후군
3) XYY 증후군
4) 에드워드 증후군
5) 클라인펠터 증후군

38

주의력결핍 과잉행동장애의 특징으로 거리가 먼 것은?

1) 충동조절의 부족
2) 사회적 기술 부족
3) 집중시간과 조직화 제한
4) 감각처리와 감각통합의 결함
5) 학업, 직업, 사회적 역할에서 기술 부족

문제해설

36 보기 설명은 아스퍼거장애로 자폐스펙트럼장애의 증상과 비슷한 듯 보이지만 언어기능이 양호하지만 상호작용에만 어려움이 있는 특징은 아스퍼거장애의 특징이다.

답 2)

37 에드워드 증후군 18번 염색체가 3개가 되어 발생하는 선천적 기형 증후군이다.

답 4)

38 주의력결핍 과잉행동장애의 특징에는 감각에 대한 증상은 나타나지 않는다.

답 4)

11

C·H·A·P·T·E·R

물질 관련 및 중독성 장애

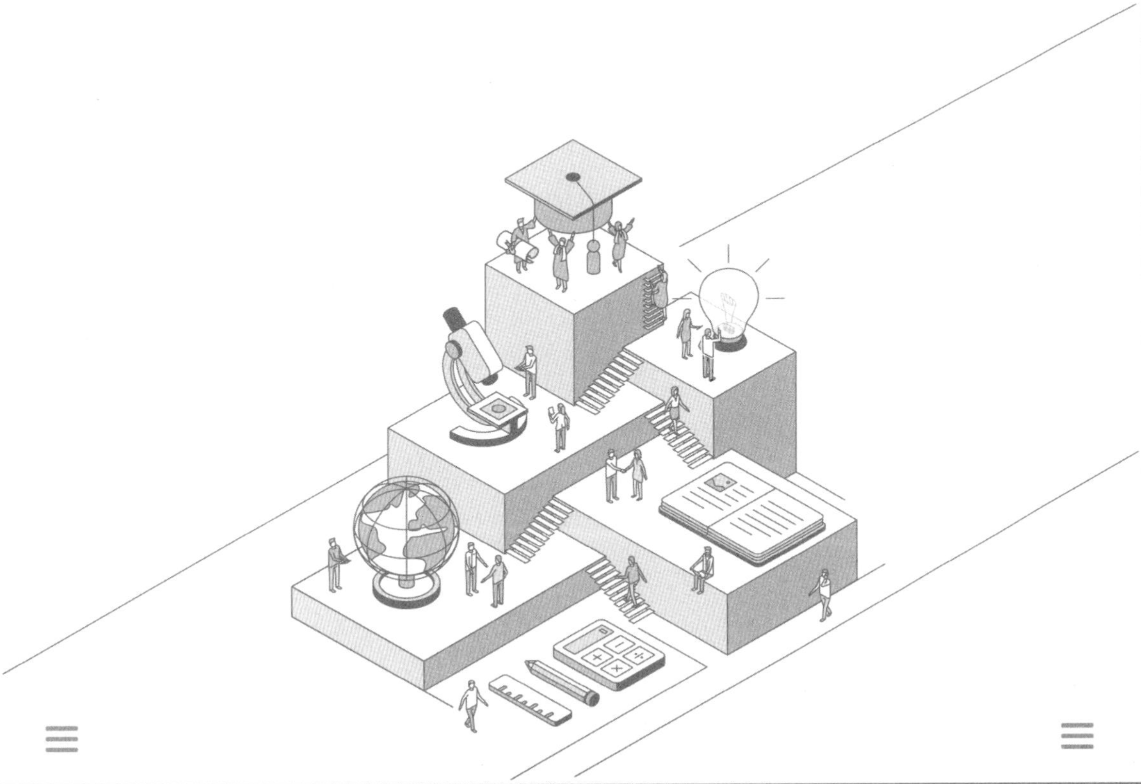

예·상·문·제·풀·이

01

다음 보기의 약물은?

- 양귀비의 수액이다
- 동남아시아의 golden triangle 지역과 중동지역에서 많이 생산된다
- 정제된 산물은 모르핀이며, 흔히 정맥주사로 사용된다

1) 아편(Opium)
2) 헤로인(Heroin)
3) 코카인(Cocaine)
4) 코데인(Codeine)
5) 메타돈(Methadone)

02

남미에서 자라는 관목에서 추출하였으며 습관성 중독성이 매우 강함 물질로 주로 가루 형태나 정맥주사 형태로 사용되는 것은?

1) 아편
2) 코카인
3) 카페인
4) 환각제
5) 펜사이클리딘

문제해설

01 아편(opium)
- 양귀비의 수액임
- 모르핀은 아편에서 정제된 산물임
- 동남아시아(소위 golden triangle 지역)와 중동지역에서 많이 생산됨
- 모르핀은 흔히 정맥주사로 투여됨

코데인(codeine)
- 자연산으로 여러 진통제와 진해제에 포함되어 있음
- 다행감은 적고 경련 등 부작용이 심해 남용의 우려가 적은 편임

메타돈(Methadone)
- 효과가 모르핀과 흡사하나 작용시간이 길고 다행감이 적음
- 금단증상 치료에 이용됨

헤로인(Heroin)
- 반합성물질로 가장 널리 남용됨
- 매우 강력한 약물로 대개 정맥주사 형태로 투여됨

코카인(Cocaine)
- 남미에서 자라는 관목에서 추출되는 알카로이드(alkaloid)
- 습관성, 중독성이 매우 강함
- 남용이 심하기 때문에 매우 위험한 자극제임
- 한때 만병통치약으로 널리 사용되었음
- 효과
  - 암페타민류와 유사함
  - 광범위하게 남용됨
- 국소마취제로 사용함

답 1)

02 코카인
- 1880년대 만병통치약으로 널리 사용
- 1910년대에 마약으로 분류
- 남미에서 자라는 관목에서 추출
- 습관성 중독성이 매우 강함
- 남용이 심하며 매우 위험한 자극제

답 2)

03

45세의 남성은 긴장이 심할 때 A라는 특정 약물을 사용하면 효과를 본다. 이 남성은 약물효과가 점차 감소하자 효과를 얻기 위해 약물의 용량을 점차 증가시키고 있다. 이 남성의 증상을 정의하는 용어로 가장 적절한 것은?

1) 남용
2) 의존
3) 내성
4) 습관성
5) 습관성 중독

04

알코올 및 물질 관련 용어에 대한 정의로 <u>틀린</u> 것은?

1) 갈망 : 지속적인 약물 섭취에 대한 욕구이다
2) 금단증상 : 사용량을 줄였을 때 나타나는 증상이다
3) 습관성 : 약물을 계속 사용함으로 긴장을 해소한다
4) 물질 : 뇌에 영향을 주어 의식이나 마음을 변화시킨다
5) 신체적 의존 : 약물을 사용했을 때 효과가 점차로 감소된다

05

종이공예에 참여 중인 정신과 환자 K씨는 같은 효과를 얻기 위해 지속적으로 약물의 양을 증가시켜야 했다. 과거 K씨의 상태를 표현하는 용어로 가장 적절한 것은?

1) 남용
2) 중독
3) 내성
4) 금단증상
5) 신체적 의존

문제해설

03 해설내용 참조

답 3)

04 해설내용 참조

답 5)

05 해설내용 참조

답 3)

알코올 및 물질 관련 장애의 용어의 정의

Explanation

1. 물질

- 뇌에 영향을 주어 의식이나 마음을 변화시키는 물질

2. 남용

- 사회적 또는 직업상의 기능장애를 초래하는 물질의 병적사용

3. 의학적 사용과는 상관없이 약물을 지속적 빈번히 사용

4. 습관성 중독

1) 심리적 의존이 있어 계속 물질을 찾는 행동을 함
2) 신체적 의존이 있어 복용을 중단하지 못함
3) 신체적 정신적 건강을 해치게 되는 상태를 말함

5. 습관성

- 약물을 계속 사용함으로 긴장과 감정적 불편을 해소하는 것

6. 중독

- 기억, 지남력, 기분, 판단, 행동적, 사회적, 직업적 기능에 영향을 미치는 특정 물질에 의한 가역적 증후군

7. 내성

1) 약물을 사용했을 때 효과가 점차로 감소함
2) 같은 효과를 얻기 위해 점차 용량을 증가시켜야 하는 상태

8. 교차내성

- 한 약물이 다른 약물과 효과가 같기 때문에 대치될 수 있음을 의미

9. 금단증상

- 약물의 사용을 중단하거나 사용량을 줄였을 때 나타나는 증상

10. 신체적 의존

- 약물사용이 지속되면서 약물과 유기체 간의 상호작용의 결과로 나타나는 생리적으로 변화된 상태

11. 심리적 의존

- 약물을 계속 사용함으로 긴장과 감정적 불편을 해소하려는 것

12. 갈망

1) 약물 복용과 관련된 단서에 의해 유발되는 조건화
2) 지속적인 약물 섭취에 대한 욕구

06

알코올 중독 환자에게 치료사가 제일 먼저 해야 할 내용은?

1) 약물치료
2) 가옥평가
3) ADL 훈련
4) 단주동맹 가입
5) 정신적 신체적 평가

07

알코올중독자가 "사회가 어쩔 수 없이 술을 마시게 한다."고 변명을 한다면 어떤 방어를 사용한 것인가?

1) 투사
2) 전치
3) 부정
4) 합리화
5) 주지화

문제해설

06 의뢰 후 면접과 평가가 선행된다.

답 5)

07 해설내용 참조

답 4)

합리화

Explanation

1. 정의

1) 인식하지 못한 동기에서 나온 행동을 그럴 듯하게 이치에 닿는 이유를 내세우는 방어기제
2) 변명하여 정당화 하려는 방어기제

2. 예

1) 행동 속에 숨어 있는 실제 원인은 의식에서 용납할 수 없는 내용이므로 환자는 모르고 있으며 그로 인해 가장 도덕적이고 합리적인 설명을 함(하지만 실제의 동기를 지적당하면 화를 냄)
2) 시험공부를 하지 않고 몸 상태가 좋지 않아 시험을 망쳤다고 변명함
3) 주변 환경이 나를 이렇게 만들었다며 어쩔 수 없어 술을 먹는 경우

08

다음 내용과 가장 관계 깊은 물질은 무엇인가?

- 기분을 고양시키고 우울증을 경감시킨다
- 학습과 문제해결능력 등의 기능이 개선된다
- 껌이나 흡입제를 이용해 치료적 중재를 실시할 수도 있다
- 금단증상은 24~48시간에 최고조에 달하며, 몇 주 또는 몇 개월간 지속된다

1) 카페인 2) 니코틴
3) 대마초 4) 코카인
5) 부탄가스

문제해설

08 해설내용 참조

답 2)

니코틴

Explanation

1. 개념

1) 기관지염, 폐기종, 관상동맥질환, 말초혈관질환, 각종 암을 유발
2) 병적인 정도의 의존성이 있음

2. 임상양상

1) 중독증상
 (1) 효과는 자극적이며, 주의, 학습, 반응시간, 문제해결능력 등의 기능이 개선함
 (2) 기분 등을 고양시키고 우울증을 경감시킴
 (3) 내성은 빠름
 (4) 동료의식, 반항심, 사회적인 분위기, 강력한 담배광고 공세 등이 의존이 생기게 부추김
2) 금단증상
 (1) 금단 후 90~120분부터 나타나기 시작
 (2) 24~48시간에 최고조에 달하고 몇 주 몇 개월간 지속
 (3) 갈망, 긴장, 불안, 두통, 졸음, 수면장애, 소화기계 장애, 쉽게 화를 냄
 (4) 맥박감소, 혈압감소 등, 입맛이 좋아지고 체중이 증가

3. 치료

1) 최면, 혐오요법, 집단치료, 니코틴 대체치료 등
2) 가족, 전 흡연자, 담배를 피우지 않는 의사의 지지가 효과적
3) 니코틴 패치와 행동상담이 성공률을 올리며 기타 껌이나 흡입제 등이 있음
4) 약물치료로 'clonidine', 항우울제, 'buspirone' 등

09

혈중 알콜 농도가 0.4~0.5일 때 나타나는 대뇌 효과는?

1) 어눌한 말투가 나타남
2) 혼수(coma) 상태에 빠짐
3) 인사불성(stuporous)이 됨
4) 수의근의 운동이 눈에 띄게 서툴러짐
5) 언어장애, 보행실조, 안구진탕이 나타남

문제해설

09 해설내용 참조

답 2)

알코올의 대뇌 효과

Explanation

혈중농도(g/dL)	효과	
0.05%	• 사고와 판단 및 억제가 느슨해짐 • 가벼운 운동실조 • 경도의 운동협응장애	• 말이 많아짐 • 다행감 등
0.10%	• 수의근의 운동이 눈에 띄게 서툴러짐 • 언어장애, 보행실조, 안구진탕 • 어눌한 말투	• 판단장애 • 반응시간지연 등
0.20%	• 뇌운동 영역이 전체적으로 억제됨 • 감정조절중추가 영향을 받음	• 기억상실, 이중시 • 체온저하, 오심, 구토 등
0.30%	• 혼동	• 인사불성(stuporous)이 됨
0.4~0.5%	• 혼수(coma)에 빠짐	
0.5% 이상	• 호흡 및 심박동 중추의 마비로 사망	

10

중년의 남성은 마약성 진통제의 효과가 점차로 감소하자 같은 효과를 얻기 위해 점차 용량을 증가시켜야 한다. 무엇인가?

1) 내성(tolerance)
2) 습관화(habituation)
3) 신경적응(neuroadaptation)
4) 교차 내성(cross tolerance)
5) 급성 중독(acute intoxication)

문제해설

10 해설내용 참조

답 1)

용어의 정의

Explanation

1. 중독성(addictive)

1) 습관화(habituation) : 물질을 계속 사용함으로써 긴장과 감정적 불편을 해소하려는 것을 말함
2) 신경적응(neuroadaptation) : 물질의 반복투여로 나타난 뇌의 신경화학적 또는 신경생리적 변화를 의미함
3) 내성(tolerance) : 물질을 사용하였을 때 효과가 점차로 감소하거나, 같은 효과를 얻기 위해 점차 용량을 증가시켜야 하는 상태를 의미함
4) 교차 내성(cross tolerance) : 한 물질이 다른 물질과 효과가 같기 때문에 대처될 수 있음을 의미함

2. 물질 유도성 장애(substance-induced disorders)

1) 물질중독(substance intoxication) : 기억, 지남력, 기분, 판단, 행동적·사회적·직업적 기능에 영향을 미치는 특정 물질에 의한 가역적 증후군
2) 급성 중독(acute intoxication) : 급성의 직접적인 약리학적 효과에 의해 나타나는 정신생리적 기능의 장애, 조직 손상이나 의학적 합병증이 없으면 시간이 지나면서 호전함(예 : 급성 술 취함, 약물에 의한 황홀경, 빙의 현상 등)
3) 물질금단(substance withdrawal) : 금단증후군(withdrawal or abstinence syndrome)과 동의어, 물질의 사용을 중단하거나 사용량을 줄였을 때 일정기간 동안 나타나는 증상을 말함

3. 의존(dependence)

- 반복사용으로 인해 물질을 복용하려는 강한 열망 상태, 사용을 절제하지 못하는 상태

11

다음 중 특정 물질을 과도하게 복용함으로 개인적 고통과 사회적 부적응이 초래되는 물질관련장애는?

1) 물질사용장애
2) 물질유도성장애
3) 물질중독
4) 물질금단
5) 도박장애

12

Wilson 병의 원인으로 옳은 것은?

1) 저혈당
2) 구리 축적
3) 티아민 결핍
4) 갑상선 기능항진
5) 비타민 B_{12} 결핍

13

알코올 중독 환자에게 적용할 수 있는 작업치료 중재 내용으로 틀린 것은?

1) 재발 방지를 위해 자주 술을 마시던 동네를 방문하지 않는다
2) 가족과의 관계를 재정립하기 위해 가족과 보내는 시간을 늘린다
3) 재정 관리를 하다보면 과한 스트레스가 생길 수 있으므로 가능한 자제한다
4) 증상을 치료한 경우 여가시간을 충분히 즐길 수 있는 대체 자원을 마련한다
5) 흥미도 체크리스트를 통하여 여가 활동을 계획하거나 경험하는데 도움을 줄 수 있다

문제해설

11 1) 물질사용장애 : 특정한 물질을 과도하게 사용함으로 인하여 개인적 고통과 사회적 부적응이 초래되는 경우
2) 물질유도성장애 : 특정한 물질을 섭취했을 때 나타나는 부적응적인 심리상태
3) 물질중독 : 특정한 물질의 과도한 복용으로 인해 일시적으로 나타나는 부적응적 증상군
4) 물질금단 : 물질복용의 중단으로 인해 일시적으로 나타나는 부적응적 증상군
5) 도박장애 : 노름이나 도박을 하고 싶은 강렬한 충동 때문에 반복적인 도박행위를 하게 되는 경우

답 1)

12 Wilson 병

- 뇌와 신장에 동(구리)의 축적이 원인
  - 열성유전에 의한 선천적 대사 장애
- 신체적 증상
  - 황달, 손톱의 blue moon, 아미노산의 요증, 배설 증가, 진전, 강직, 구음장애, 삼킴 장애, 침 흘림, 보행장애, 경련 등이 나타남
- 정신적 증상
  - 과민, 우울, 정서불안정, 흥분, 폭발적인 웃음, 유아와 같은 사고방식, 정신병 등

답 2)

13 알코올 중독 환자들은 대부분 수입을 약물을 사는 데에 사용해 왔기 때문에 예산을 수립하거나 소비를 계획하는데 미숙하다. 따라서 직접 시간관리와 재정관리를 주의깊게 해야 한다.

답 3)

14

다음 설명하는 내용의 물질은 무엇인가?

- 각종 휘발성 용매들이다
- 대표적 사례로는 본드, 부탄가스 등이 있다
- 중독증상에는 다행감, 환각, 흥분 등이 있다

1) 흡입제
2) 환각제
3) 카페인
4) 코카인
5) 알코올

문제해설

14 해설내용 참조

답 1)

흡입제(Inhalants)

Explanation

1. 개념

1) 각종 휘발성 용매 등
2) 본드, 부탄가스 도료의 용매, 시너, 구두약, 고무시멘트, 에어로졸 등 남용이 문제

2. 임상양상

- 플라스틱 또는 종이 봉지나 깡통을 통해 또는 헝겊에 묻혀 코 또는 입으로 흡입

1) **중독증상**
   (1) 알코올, 진정수면제 효과와 유사
   (2) 다행감, 붕 뜨는 느낌 또는 호전성, 공포, 착각, 환각, 신체 크기의 왜곡, 흥분, 착란, 피해망상, 환각, 섬망, 충동성, 난폭성 등
2) **금단증상**
   (1) 드묾
   (2) 나타나면 수면장애, 오심, 구토, 빈맥, 망상, 환각 등
3) **부작용**
   (1) 신체적으로 오심, 식욕상실, 반사기능 저하, 안구진탕
   (2) 뇌손상으로 섬망, 보행장애, 언어곤란, 기타 심각한 신경학적 증상
   (3) 장시 사용 시
      ① 치매와 대뇌위축이 올 수 있음
      ② 우울증이나 공황, 골수기능 저하, 신장 및 간 기능장애
      ③ 호흡마비나 심장장애로 사망할 수도 있음

15

약물의 효과가 점차로 감소되며 같은 효과를 얻기 위해 점차 용량을 증가시켜야 하는 상태를 의미하는 것은?

1) 남용
2) 내성
3) 중독
4) 습관성
5) 금단증상

16

45세의 남성은 어떤 물질을 지속적으로 과량 복용을 하였다. 이 물질을 갑자기 중단한 이 남성은 두통, 무력함, 불안, 우울 등의 금단현상을 경험하였다. 이 남성의 주치의는 충분한 영양공급과 'thiamine'을 처방하였다. 현재 이 남성은 같은 문제를 가진 그룹에 참여해 정기적인 재활치료를 받고 있다. 이 물질은 무엇인가?

1) 아편
2) 알코올
3) 수면제
4) 환각제
5) 코카인

문제해설

15
- 남용
  - 사회적 또는 직업상의 기능장애를 초래하는 물질의 병적사용
  - 의학적 사용과는 상관없이 약물을 지속적으로 빈번히 사용
- 습관성 중독
  - 심리적 의존이 있어 계속 물질을 찾는 행동
  - 신체적 의존이 있어 복용을 중단하지 못함
  - 신체적 정신적 건강을 해치게 되는 상태를 말함
- 습관성
  - 약물을 계속 사용함으로 긴장과 감정적 불편을 해소하는 것
- 중독
  - 기억, 지남력, 기분, 판단, 행동적, 사회적, 직업적 기능에 영향을 미치는 특정 물질에 의한 가역적 증후군

답 2)

16 해설내용 참조

답 2)

알코올(Alcohol)

Explanation

1. 개념

1) 쾌락목적, 치료목적 내지 종교적 목적으로 사용
2) 알코올중독 또는 알코올리즘
   (1) 일반사회에서 허용되는 영양적 또는 사회적 용도 이상의 주류를 과량으로 계속 마심
   (2) 신체적, 정신적 기능 및 사회적 기능을 해치는 만성적 행동장애

2. 임상양상

1) 음주 시 증상은 다양하여 일정하게 말하기 어려움
2) 환자는 부인하므로 가족과 직장동료가 잘 인지함
3) 직업능률의 저하, 일상습관의 변화, 지각이나 무단결석, 성격변화 등
4) 얼굴에 붉은 반점, 딸기코, 에스트로겐 증가로 손바닥이 붉어짐
5) 지방간이 커지고, 감염증세가 나타남
6) 기억상실, 외상, 교통사고 거친 행동으로 문제야기
7) 간 기능 악화, 황달과 복수, 고환이 위축

3. 치료와 재활

• 치료적 접근에 앞서 환자의 신체적, 정신적 상태에 대한 평가가 우선

1) 치료의 목표

(1) 내과적 질환이나 대인관계의 갈등 같은 부정적인 결과들을 인식
(2) 동기를 부여하는 데 초점을 둠
(3) 치료자는 술의 문제들과 연관이 있는지 설명
(4) 단주를 통해 해결 할 수 있다는 사실을 깨우침
(5) 가족을 통해 겪고 있는 부정적인 결과들을 직시하도록 함

2) 해독

(1) 정확한 이학적인 관찰 및 평가함
(2) 안정과 충분한 영양공급 및 'thiamine'을 포함한 비타민을 투여함

3) 재활

(1) 단주에 대한 동기를 반복적으로 고취시킴
(2) 일상생활에서 술의 힘을 빌리지 않게 적응시킴
(3) 재활단계 3가지 요소
① 첫째 : 단주에 대한 동기를 계속 고취시키는 것
② 둘째 : 술을 마시지 않는 새로운 생활 습관을 형성
③ 셋째 : 재발을 예방

재활	입원치료	• 심각한 내과적 또는 정신과 문제를 동반한 경우 • 시설이 근처에 없거나 외래치료만으로 실패한 경우
	약물치료	• 알코올의존 환자의 10~15%는 알코올의존과는 독립된 정신과적 증상을 가지고 있음 • 해독이 끝난 후에도 지속적인 향정신성 약물 복용이 필요함 • 대표적 약물 'disulfiram' − 1990년대는 Acamprosate가 단주기간을 연장시키고, 음주량을 감소시킨다고 보고함
	단주동맹	• 알코올의존 환자였던 두 미국인에 의해 결성된 민간 금주운동단체 • 교법으로 12단계가 사용 − 완전 금주에 이르기까지 고백, 결심, 태도, 행동 등의 사항을 단계별로 규정함

17

이 물질은 소량을 섭취했을 경우 각성, 진통, 기능수행 개선 등의 효과를 볼 수 있다. 차, 청량음료 등을 통해 섭취가 가능하며, 중독으로 인한 부작용으로는 불면, 과민, 불안, 위장장애 등이 있다. 이 물질은 무엇인가?

1) 흡입제
2) 환각제
3) 카페인
4) 코카인
5) 알코올

문제해설

17 해설내용 참조

답 3)

카페인

Explanation

1. 개념

• 카페인은 커피, 차, 청량음료, 코코아, 두통약 등에 포함된 자극제

2. 임상양상

1) **중독증상**

(1) 소량의 카페인은 각성, 쾌감, 기능 수행의 개선
(2) 장기간 반복복용은 의존이 발달
(3) 이뇨효과, 심근작용, 위산분비 증가 등
(4) 하루 250g 복용하면 중독증상이 나타남
(5) 증상은 불면, 불안, 과민, 홍조, 위장장애, 부정맥, 호흡곤란, 근육의 위축, 빈뇨 발한 등
(6) 대량 복용하면 언어장애, 사고장애, 환시, 수면장애가 나타남

2) **금단증상**

(1) 내성뿐만 아니라 심리적 신체적 의존의 발생
(2) 두통, 피곤, 우울, 오심, 구토, 카페인갈망, 근육통 등이 나타남

3) **부작용**

• 부정맥, 위궤양 악화 등

18

이 물질은 남미에서 자라는 관목에서 추출한 물질로 습관성과 중독성이 매우 강하다. 주로 가루 형태로 코로 흡입하거나 정맥주사로 사용된다. 고양감, 자신감, 다행감 등을 만들어 주는 이 물질은 무엇인가?

1) 아편　　2) 알코올
3) 수면제　　4) 환각제
5) 코카인

문제해설

18 해설내용 참조

답 5)

코카인

Explanation

1. 개념

1) 1880년대 만병통치약으로 널리 사용
2) 1910년대에 마약으로 분류
3) 남미에서 자라는 관목에서 추출
4) 습관성, 중독성이 매우 강함
5) 남용이 심하며 매우 위험한 자극제

2. 임상양상

• 주로 가루 형태로 코로 흡입하고 정맥주사하기도 함

1) **중독증상**
   (1) 중독증상은 엠페타민과 유사함
   (2) 고양, 다행감, 자신감 등을 1회 사용만으로도 의존이 생김
   (3) 대량의 지속적 사용 후, 탈진, 무력, 등이며 회복되면 또 다시 과량사용을 시도함
   (4) 반복사용 시 내성이 생기고 독성이 나타나 동시에 감정둔마, 예민성, 긴장, 불안 등이 나타남
   (5) 대량에는 발한, 오한, 구토, 창백, 등 더 나아가 망상, 환청, 환촉 등이 나타남
2) **금단증상**
   (1) 신체적으로 그리 급격하지 않으나 며칠 만에 최고조에 달함
   (2) 주로 요구하는 생각이 강해지며, 우울, 불쾌, 죄의식, 피로, 격정, 불안, 수면증가, 과민성, 등이 나타남
   (3) 2~4일에 최고조에 달하고 우울이 심하면 자살시도도 나타남
3) **부작용**
   • 코 막힘, 흡입에 의한 기관지와 폐 손상, 주사시 세균감염, 뇌혈관장애, 심장장애, 고열, 섬망 등

19

다음 내용에 해당하는 물질 관련 상태는?

> 물질을 사용했을 때 효과가 점차로 감소하거나 같은 효과를 얻기 위해 점차 용량을 증가시켜야 하는 상태

1) 금단
2) 의존
3) 내성
4) 물질남용
5) 물질중독

문제해설

19 1) 금단 : 물질의 사용을 중단하거나, 사용량을 줄였을 때 일정 기간 동안 나타나는 증상
2) 의존 : 반복사용으로 인해, 물질을 복용하려는 강한 열망, 사용을 통제하는 데 어려움, 해로운 결과에도 불구하고 사용을 절제하지 못하는 것
3) 내성 : 물질을 사용했을 때 효과가 점차로 감소하거나 같은 효과를 얻기 위해 점차 용량을 증가시켜야 하는 상태
4) 물질남용 : 의학적 사용과는 상관없이 약물을 지속적으로 또는 빈번히 사용하고, 또한 그 약물에 의존함으로써 개인의 신체적, 정신적 건강을 해치고 사회적 또는 직업상의 기능장애를 초래하게 되는 것
5) 물질중독 : 기억, 지남력, 기분, 판단, 행동적, 사회적, 직업적 기능에 영향을 미치는 특정 물질에 의한 가역적 증후군

답 3)

OCCUPATIONAL THERAPY

12
C·H·A·P·T·E·R

방어기제

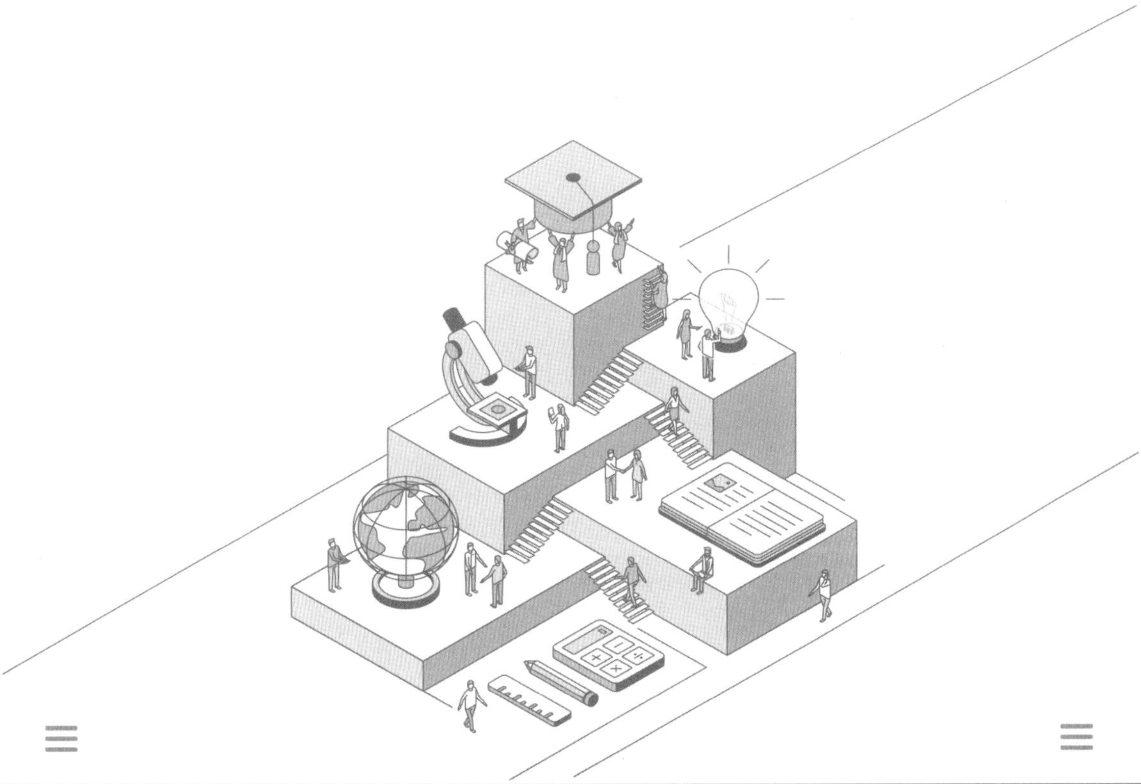

예·상·문·제·풀·이

01

다음에서 설명하는 방어기제는?

- 인격들 사이의 의사소통이 잘 이뤄지지 않을 때 나타난다
- 괴롭거나 갈등을 느끼는 인격의 일부분을 다른 부분과 분리시키는 것이다
- 사례로는 이중인격 또는 다중인격 등이 있다

1) 분리(splitting)
2) 격리(isolation)
3) 왜곡(distortion)
4) 상환(restitution)
5) 해리(dissociation)

02

슬픔으로 인한 애도 과정이 바르게 나열된 것은?

1) 분노 – 타협 – 우울증 – 순응 – 부정
2) 우울증 – 부정 – 분노 – 순응 – 타협
3) 순응 – 분노 – 부정 – 우울증 – 타협
4) 부정 – 분노 – 우울증 – 타협 – 순응
5) 분노 – 부정 – 타협 – 우울증 – 순응

문제해설

01

상환 (restitution)	• 상환 행위로 죄책감에서 벗어나려는 기제 예) 끊임없이 지칠 줄 모르는 마음씨/좋은 성품, 어떤 창조적인 행위
격리 (isolation)	• 고통스러운 생각이나 기억을 감정 상태와 분리시키는 것 예) 화나는 일을 말하면서도 분노의 감정을 못 느낌
분리 (splitting)	• 대상(또는 자아)을 전적으로 좋은 또는 나쁜 것으로 이분법적 구분을 하는 것 예) 의사는 무조건 좋고, 간호사는 나쁘다.
해리 (dissociation)	• 인격들 사이의 의사소통이 잘 이뤄지지 않을 때 나타남 – 괴롭거나 갈등을 느끼는 인격의 일부분을 다른 부분과 분리시킴 예) 이중인격 또는 다중인격, 몽유병, 자동증 등
왜곡 (distortion)	• 외적 현실을 내적 요구에 따라 크게 변형시키는 것

답 5)

02 부정 → 분노 → 우울증 → 타협 → 순응 순으로 진행된다.

답 4)

03

용납할 수 없는 자신의 문제 또는 결점의 원인이 외부에 있다고 생각하는 방어기제로 누군가를 미워할 때 그 사람이 자신을 미워하기 때문이라는 생각하는 것은?

1) 투사
2) 퇴행
3) 내재화
4) 합리화
5) 동일시

문제해설

03 해설내용 참조

답 1)

다양한 방어기제

Explanation

내재화 (introjection)	• 보다 원시적 형태의 정신병적 동일시 • 자신과 타인을 어느 정도 구분하는 상태에서 일어나는 동일시 • 대상의 특질을 하나의 이물질(foreign body)로 보는 것
함입 (incorporation)	• 자신과 대상을 구분하지 않은 상태에서 대상의 특질을 자기 것으로 만드는 기제 – 반면 동일시는 타인의 특질을 자기 것으로 만들어 타인처럼 되는 것
퇴행 (regression)	• 현재의 스트레스와 상관없는 이전의 어린 단계로 되돌아가는 것 예 : 소변을 잘 가리던 아이가 동생이 태어난 뒤에 다시 야뇨증을 보이는 것
고착(fixation)	• 어떤 스트레스에 부딪칠 때 인격발달과정이 그 수준에서 중단되는 상태
합리화 (nationalization)	• 사회적으로 용납될 수 없는 행동(또는 충동)에 대해 사회적으로 용납되는 그럴듯한 설명이나 이유를 대는 것 • 의식적 거짓말과 달리 이것은 순전히 무의식적으로 일어남
지식화 (intellectualization)	• 받아들일 수 없는 충동(또는 욕구)을 의식하지 않기 위해 지적 능력을 발휘해 현실을 강조하며 논리를 펴는 것
보상 (compensation)	• 생리적인 보상(또는 신체적 보상)을 흔히 경험할 수 있음 예 : – '작은 고추가 맵다'는 속담 – 체구가 작아 열등감이 있을 때 오히려 공격적 속성을 보임
전치 (displacement)	• 정서적 감정이 원래의 대상에서 다른 대상을 향해 표현되는 것 • 전치되는 대상은 원래 대상보다 덜 위협적인 대상이 선택됨 예 : – 소아의 말 공포는 아버지에 대한 공포가 전치된 것 – 손 씻는 것 같은 강박증상, 상징화 등도 전치의 한 종류
대치 (substitution)	• 욕구불만으로 생긴 긴장을 감소시키기 위해 원래 대상과 비슷하고 사회적으로 용납되는 다른 대상으로 만족하는 기전 예 : 꿩 대신 닭
성화(sexualization)	• 불안을 피하기 위해 비성적인 대상(또는 기능)에 성적인 의미를 부여하는 것

상환 (restitution)	• 상환 행위로 죄책감에서 벗어나려는 기제 예 : – 끊임없이 지칠 줄 모르는 마음씨/좋은 성품 – 어떤 창조적인 행위
부정 (denial)	• 위험이나 불쾌한 현실을 부정하므로 그로 인한 불안을 회피하고 편안한 상태를 유지하려는 방어기제 예 : 말기 암환자가 자기 병을 부정하는 것
격리 (isolation)	• 고통스러운 생각이나 기억을 감정 상태와 분리시키는 것 예 : 화나는 일을 말하면서도 분노의 감정을 못 느낌
분리 (splitting)	• 대상(또는 자아)을 전적으로 좋은 또는 나쁜 것으로 이분법적 구분을 하는 것 예 : 의사는 무조건 좋고, 간호사는 나쁘다.
해리 (dissociation)	• 인격들 사이의 의사소통이 잘 이뤄지지 않을 때 나타남 – 괴롭거나 갈등을 느끼는 인격의 일부분을 다른 부분과 분리시킴 예 : 이중인격 또는 다중인격, 몽유병, 자동증 등
왜곡(distortion)	• 외적 현실을 내적 요구에 따라 크게 변형시키는 것
차단 (blocking)	• 일시적으로 사고(또는 감정)가 중단되는 것 예 : – 진술을 하다가 갑자기 더 이상 생각이 나지 않아 중단함 – 억압과 달리 긴장이 발생되어 나타남
신체화 (somatization)	• 타인에 대한 부정적 감정(또는 자책)이 신체 증상으로 전환되어 나타나는 것 예 : 사촌이 논을 사면 배가 아파진다.

정신과작업치료

04

피해망상의 형성과 관계가 깊은 방어기제는?

1) 승화
2) 투사
3) 상징화
4) 합리화
5) 반동형성

05

행동주의적 행동관찰기법에서, 문제행동을 보이는 상황을 조작해 놓고 그 조건에서의 문제행동을 관찰하는 것은?

1) 유사관찰법
2) 자기관찰법
3) 참여관찰법
4) 자연관찰법
5) 자유연상법

문제해설

04 피해망상

누군가 자신을 해치려 한다는 망상, 대개 자신의 증오와 공격성이 투사된 결과

답 2)

05 2) 자기관찰법 : 자신의 행동, 사고, 정서 등을 스스로 관찰하고 기록하는 것
3) 참여관찰법 : 부모, 보호자, 교사 등이 관찰하여 보고하는 것
4) 자연관찰법 : 집, 학교, 병원 등에서 자연스럽게 나타나는 행동을 관찰하는 것

답 1)

06

어떤 스트레스에 부딪칠 때 인격발달과정이 그 수준에서 중단되는 상태를 의미하는 용어는?

1) 보상
2) 고착
3) 전치
4) 대치
5) 합리화

문제해설

06 해설내용 참조

답 2)

용어의 정의

Explanation

1. 고착(fixation)

- 어떤 스트레스에 부딪칠 때 인격발달과정이 그 수준에서 중단되는 상태

2. 합리화(nationalization)

1) 사회적으로 용납될 수 없는 행동(또는 충동)에 대해 사회적으로 용납되는 그럴듯한 설명이나 이유를 대는 것
2) 의식적 거짓말과 달리 이것은 순전히 무의식적으로 일어남

3. 보상(compensation)

- 생리적인 보상(또는 신체적 보상)을 흔히 경험할 수 있음(예 '작은 고추가 맵다'는 속담, 체구가 작아 열등감이 있을 때 오히려 공격적 속성을 보임)

4. 전치(displacement)

1) 정서적 감정이 원래의 대상에서 다른 대상을 향해 표현되는 것
2) 전치되는 대상은 원래 대상보다 덜 위협적인 대상이 선택됨(예 소아의 말 공포는 아버지에 대한 공포가 전치된 것, 손 씻는 것 같은 강박증상, 상징화 등도 전치의 한 종류)

5. 대치(substitution)

- 욕구불만으로 생긴 긴장을 감소시키기 위해 원래 대상과 비슷하고 사회적으로 용납되는 다른 대상으로 만족하는 기전(예 꿩 대신 닭)

6. 분리(splitting)

- 대상(또는 자아)을 전적으로 좋은 또는 나쁜 것으로 이분법적 구분을 하는 것(예 의사는 무조건 좋고, 간호사는 나쁘다)

7. 해리(dissociation)

- 인격들 사이의 의사소통이 잘 이뤄지지 않을 때 나타남 : 괴롭거나 갈등을 느끼는 인격의 일부분을 다른 부분과 분리시킴(예 이중인격 또는 다중인격, 몽유병, 자동증 등)

07

자신의 불안이나 위협을 해소하는 과정으로 일시적으로 불쾌감을 해소할 수 있는 방어기제로 불안하면 더 큰소리로 자랑하고 허풍을 떠는 경우는?

1) 치환
2) 승화
3) 퇴행
4) 부인
5) 보상

08

어떤 사람은 그 그룹의 리더가 세상에서 제일 잘생기고 친절한 사람이라고 말하는데 이 때 사용된 방어기제는?

1) 승화
2) 전환
3) 대치
4) 동일시
5) 이상화

09

부모가 정신지체 아동을 변호사로 만들 계획을 세워 자신을 보호하는 방어기제로 사용했다면 무엇인가?

1) 전환
2) 투사
3) 대치
4) 부정
5) 이상화

문제해설

07 생의 초기에 성공적으로 사용했던 생각이나 감정과 행동에 의지하여 자기 자신의 불안이나 위협을 해소하려는 과정이다. 불쾌감을 일시적으로 해소하지만 사람에 대해 의존적이고 우유부단하게 되고 새로운 변화에 두려워한다. 불안과 공포의 이전 단계로 돌아가기 위함이다.

답 3)

08 누군가를 과대평가하거나 그 사람이 지닌 실제 장점과 실제 성격보다 더 높게 평가하는 것－이상화

답 5)

09 의식화하기 불쾌한 생각, 욕구, 충동, 현실을 무의식적으로 부정함으로 불안으로부터 자신을 보호하는 방어기제이다.

답 4)

10

정신과 환자인 20대 여성은 한 친구를 미워하며 그 이유가 그 친구가 자신을 미워하기 때문이라고 말한다면 이 여성이 사용한 방어기제는?

1) 보상
2) 투사
3) 대치
4) 전치
5) 동일시

11

관심 받기 위해 수업에 지장을 줄 정도로 과잉행동을 하는 아이가 손을 들어도 지명을 하지 않고 무시하였다. 아이는 관심을 끌기 위해 더 심한 행동을 했지만 지속적으로 무시하였더니 관심을 끄는 행동이 사라지게 되었다면. 사용한 기법은?

1) 벌
2) 소멸
3) 타임아웃
4) 반응대가
5) 토큰 경제

문제해설

10 투사(projection)

- 용납할 수 없는 자신의 문제(또는 결점) 원인이 외부에 있다고 생각하는 기제
- 사례 : 누군가를 미워할 때 그 사람이 자신을 미워하기 때문이라는 생각
- 관계망상, 사례피해망상 등 여러 망상의 중요한 기제임

답 2)

11 해설내용 참조

답 2)

행동수정 기법

Explanation

1. 토큰 경제

1) 일반적으로 인지가 낮은 아이에게 사용하지 않음
2) 정신질환자에게 처음 사용
3) 바람직한 행동에 대해 상으로 토큰을 줌(포커칩 같은 것)
4) 바람직하지 않은 행동을 하면 토큰을 회수
5) 일정량의 토큰이 모이면 더 큰상을 주어 바람직한 행동을 강화하는 것(예 입원실에서 음식, TV시청, 주말외출 등)

2. 벌

1) 원치 않는 행동을 소거시키기 위해 치료자가 사용하는 조작적 조건화의 중재전략
2) 바람직하지 않은 행동의 결과에 대해 불쾌하거나 혐오스런 자극을 제공하는 것

3) 스키너 : 벌은 그것이 암시하는 것처럼 그렇게 효과적인 것은 아니라고 믿음, 단지 반응 경향을 감소시킬 뿐이라 믿음
4) 벌이 소거되면 행동은 다시 일어남
5) 부정적인 면 : 분노나 우울증 같은 부정적인 정서반응을 일으킬 위험이 따르기도 함
6) 바람직한 벌의 사용 : 벌을 사용하려면 긍정적 강화와 결합시켜 사용해야 함

3. 소멸

1) 과거에 유지되어 왔던 행동을 제거하기 위해 강화를 시키는 절차임
2) 사례 : 수업에 지장이 생겨 특정 아동이 손을 들어도 무시하고 지명을 하지 않음, 아이는 관심을 끌기 위해 당분간 더 심하게 행동을 하더라도 지속적으로 무시하게 되면 마침내 관심을 끄는 행동을 포기하게 됨
3) 효과적인 소멸 : 일반적으로 잘못된 행동에 대해서 무시하면서 대체적 행동에 대해서는 보상하는 등의 방법을 쓸 때 효과적임, 적절한 상황만 조성되면 복합적으로 여러 잘못된 행동을 감소시킬 수 있음(예 자기 비하 행동, 자기 과시 행동, 남의 험담을 하는 행동, 논쟁, 언어적 학대, 불평불만 등의 행동이 동시에 감소될 수 있음)

4. 타임아웃(격리)

• 긍정적 강화로부터 격리하는 기법
1) 긍정적 강화의 기회가 부정된다면 목표행동의 빈도가 감소될 것이라는 가정(예 교실에서 파괴적인 아동)
2) 강화인자(다른 사람이나 또는 즐거움)가 제공되는 상황에서 분리시킴
3) 소란을 피우는 아동을 다른 아동으로부터 격리시킴 : 복도로 내보냄, 구석에 서있게 함 등
4) 잠시만 적용해도 극적인 효과를 거둘 수 있음
5) 다른 기법보다 덜 혐오적 이지만 주의깊은 관심과 부모, 교사 등의 일관성 있는 관심이 필요함
6) 기타 : 공격성, 난폭성, 그리고 자기파괴 행동을 관리하는 데 유용하게 사용할 수 있음

5. 반응대가

1) 잘못된 행동이 일어날 때 종전에 보상한 것을 제거시킴
2) 소거와의 차이 : 소거는 행동이 발생하면 보상을 주지 않고 취소하는 데 반해서 반응대가는 이미 주어진 보상을 박탈하는 기법임
3) 바람직한 행동이 일어날 경우에는 박탈된 보상을 다시 되돌려 줄 수 있음
4) 조그마한 양의 보상을 주는 경우도 있음(예 한 차례의 잘못을 저질렀을 때 휴식시간 중 2분을 뺌)
5) 토큰방법이나 점수 방법을 혼용하는 것이 바람직함 : 바람직하지 못한 행동 때문에 휴식 시간을 활용하지 못하지만 다른 행동을 잘했을 때 토큰을 받아 상쇄한다든지 하는 경우

12

정신과 환자인 40대 남성이 '의사는 무조건 좋고, 간호사는 무조건 나쁘다'라고 말한다면 이 남성이 사용한 방어기제는?

1) 함입
2) 보상
3) 분리
4) 상환
5) 내재화

문제해설

12 해설내용 참조

답 3)

방어기제

Explanation

1. 내재화(introjection)

1) 보다 원시적 형태의 정신병적 동일시
2) 자신과 타인을 어느 정도 구분하는 상태에서 일어나는 동일시
3) 대상의 특질을 하나의 이물질(foreign body)로 보는 것

2. 함입(incorporation)

- 자신과 대상을 구분하지 않은 상태에서 대상의 특질을 자기 것으로 만드는 기제 : 반면 동일시는 타인의 특질을 자기 것으로 만들어 타인처럼 되는 것

3. 퇴행(regression)

- 현재의 스트레스와 상관없는 이전의 어린 단계로 되돌아가는 것(예 소변을 잘 가리던 아이가 동생이 태어난 뒤에 다시 야뇨증을 보이는 것

4. 고착(fixation)

- 어떤 스트레스에 부딪칠 때 인격발달과정이 그 수준에서 중단되는 상태

5. 합리화(nationalization)

1) 사회적으로 용납될 수 없는 행동(또는 충동)에 대해 사회적으로 용납되는 그럴듯한 설명이나 이유를 대는 것
2) 의식적 거짓말과 달리 이것은 순전히 무의식적으로 일어남

6. 지식화(intellectualization)

- 받아들일 수 없는 충동(또는 욕구)을 의식하지 않기 위해 지적 능력을 발휘해 현실을 강조하며 논리

를 펴는 것

7. 보상(compensation)

- 생리적인 보상(또는 신체적 보상)을 흔히 경험할 수 있음
  예 '작은 고추가 맵다'는 속담, 체구가 작아 열등감이 있을 때 오히려 공격적 속성을 보임

8. 전치(displacement)

1) 정서적 감정이 원래의 대상에서 다른 대상을 향해 표현되는 것
2) 전치되는 대상은 원래 대상보다 덜 위협적인 대상이 선택됨
   예 소아의 말 공포는 아버지에 대한 공포가 전치된 것, 손 씻는 것 같은 강박증상, 상징화 등도 전치의 한 종류

9. 대치(substitution)

- 욕구불만으로 생긴 긴장을 감소시키기 위해 원래 대상과 비슷하고 사회적으로 용납되는 다른 대상으로 만족하는 기전(예 꿩 대신 닭)

10. 성화(sexualization)

- 불안을 피하기 위해 비성적인 대상(또는 기능)에 성적인 의미를 부여하는 것

11. 상환(restitution)

- 상환 행위로 죄책감에서 벗어나려는 기제
  예 끊임없이 지칠 줄 모르는 마음씨/좋은 성품, 어떤 창조적인 행위)

12. 부정(denial)

- 위험이나 불쾌한 현실을 부정하므로 그로 인한 불안을 회피하고 편안한 상태를 유지하려는 방어기제
  예 말기 암환자가 자기 병을 부정하는 것

13. 격리(isolation)

- 고통스러운 생각이나 기억을 감정 상태와 분리시키는 것
  예 화나는 일을 말하면서도 분노의 감정을 못 느낌

14. 분리(splitting)

- 대상(또는 자아)을 전적으로 좋은 또는 나쁜 것으로 이분법적 구분을 하는 것
  예 의사는 무조건 좋고, 간호사는 나쁘다

13

다음 보기의 내용이 설명하는 정신건강 용어는?

> 유전적으로 타고난 것과 어린 시절 경험에 의해 결정되는 비교적 영구적인 성격유형을 의미한다

1) 소인
2) 유인
3) 체질
4) 기질
5) 인종

14

끊임없이 지칠 줄 모르는 좋은 성품(착한 마음)을 유지하려고 하는 방어기제는?

1) 상환(restitution)
2) 대치(substitution)
3) 성화(sexualization)
4) 전치(displacement)
5) 보상(compensation)

문제해설

13 보기 설명은 기질에 대한 정의이며 뇌에 영향을 미치는 모든 질병, 외상, 감염, 등은 신경정신 장애를 야기하거나 정신건강에 영향을 미칠 수 있다.

답 4)

14 해설내용 참조

답 1)

다양한 방어기제

Explanation

내재화 (introjection)	• 보다 원시적 형태의 정신병적 동일시 • 자신과 타인을 어느 정도 구분하는 상태에서 일어나는 동일시 • 대상의 특질을 하나의 이물질(foreign body)로 보는 것
함입 (incorporation)	• 자신과 대상을 구분하지 않은 상태에서 대상의 특질을 자기 것으로 만드는 기제 – 반면 동일시는 타인의 특질을 자기 것으로 만들어 타인처럼 되는 것
퇴행 (regression)	• 현재의 스트레스와 상관없는 이전의 어린 단계로 되돌아가는 것 예 : 소변을 잘 가리던 아이가 동생이 태어난 뒤에 다시 야뇨증을 보이는 것
고착(fixation)	• 어떤 스트레스에 부딪칠 때 인격발달과정이 그 수준에서 중단되는 상태
합리화 (nationalization)	• 사회적으로 용납될 수 없는 행동(또는 충동)에 대해 사회적으로 용납되는 그럴듯한 설명이나 이유를 대는 것 • 의식적 거짓말과 달리 이것은 순전히 무의식적으로 일어남
지식화 (intellectualization)	• 받아들일 수 없는 충동(또는 욕구)을 의식하지 않기 위해 지적 능력을 발휘해 현실을 강조하며 논리를 펴는 것

보상 (compensation)	• 생리적인 보상(또는 신체적 보상)을 흔히 경험할 수 있음 예 : – '작은 고추가 맵다'는 속담 – 체구가 작아 열등감이 있을 때 오히려 공격적 속성을 보임
전치 (displacement)	• 정서적 감정이 원래의 대상에서 다른 대상을 향해 표현되는 것 • 전치되는 대상은 원래 대상보다 덜 위협적인 대상이 선택됨 예 : – 소아의 말 공포는 아버지에 대한 공포가 전치된 것 – 손 씻는 것 같은 강박증상, 상징화 등도 전치의 한 종류
대치 (substitution)	• 욕구불만으로 생긴 긴장을 감소시키기 위해 원래 대상과 비슷하고 사회적으로 용납되는 다른 대상으로 만족하는 기전 예 : 꿩 대신 닭
성화(sexualization)	• 불안을 피하기 위해 비성적인 대상(또는 기능)에 성적인 의미를 부여하는 것
상환 (restitution)	• 상환 행위로 죄책감에서 벗어나려는 기제 예 : – 끊임없이 지칠 줄 모르는 마음씨/좋은 성품 – 어떤 창조적인 행위
부정 (denial)	• 위험이나 불쾌한 현실을 부정하므로 그로 인한 불안을 회피하고 편안한 상태를 유지하려는 방어기제 예 : 말기 암환자가 자기 병을 부정하는 것
격리 (isolation)	• 고통스러운 생각이나 기억을 감정 상태와 분리시키는 것 예 : 화나는 일을 말하면서도 분노의 감정을 못 느낌
분리 (splitting)	• 대상(또는 자아)을 전적으로 좋은 또는 나쁜 것으로 이분법적 구분을 하는 것 예 : 의사는 무조건 좋고, 간호사는 나쁘다.
해리 (dissociation)	• 인격들 사이의 의사소통이 잘 이뤄지지 않을 때 나타남 – 괴롭거나 갈등을 느끼는 인격의 일부분을 다른 부분과 분리시킴 예 : 이중인격 또는 다중인격, 몽유병, 자동증 등
왜곡(distortion)	• 외적 현실을 내적 요구에 따라 크게 변형시키는 것
차단 (blocking)	• 일시적으로 사고(또는 감정)가 중단되는 것 예 : – 진술을 하다가 갑자기 더 이상 생각이 나지 않아 중단함 – 억압과 달리 긴장이 발생되어 나타남
신체화 (somatization)	• 타인에 대한 부정적 감정(또는 자책)이 신체 증상으로 전환되어 나타나는 것 예 : 사촌이 논을 사면 배가 아파진다.

15

다음에 제시된 정신과 작업치료사의 자질은?

> 치료 종결을 요구하는 환자가 입술을 깨물거나 시선을 바닥으로 향하고 있다면 작업치료사는 환자가 정말 그것을 원하는지 의심해 봐야 한다

1) 공감
2) 존중
3) 온정
4) 민감성
5) 자기개방

16

정신과 환자의 활동 중 긍정적 변화를 이끌어내기 위한 중재 방법과 그 사례가 바르게 연결된 것은?

1) 전환(diversion) — 즐겁고 성취감 있는 레퍼토리로 계획하기
2) 스케줄링(scheduling) — 단순한 것에서 복잡한 것으로 진행하기
3) 등급화(activity grading) — 실패로 인한 좌절이 없는 활동 선택하기
4) 역할 놀이(role play) — 객관적으로 자신을 볼 수 있게 하는 배역 제공하기
5) 작업 및 활동의 제공 — 즐거운 활동을 제공하므로 복잡한 사고를 지닌 환자들 중재하기

17

정신과 작업치료사가 면담 및 관찰내용을 기록할 때 적절한 것은?

1) 환자는 환각이 있다
2) 환자는 기차를 좋아한다
3) 환자는 종종 틱 행동을 보였다
4) 환자는 병원생활이 지루해 보였다
5) 환자는 주먹을 쥐며 작업치료사에게 말했다

문제해설

15 치료관계에서 민감성이란, 환자의 욕구(needs)에 대한 각성(alertness)이며 치료사가 그들에게 미치는 영향에 대한 자각(awareness)이다.

답 4)

16 즐겁고 성취감 있는 레퍼토리로 계획하기는 스케줄링의 사례이다. 단순한 것에서 복잡한 것으로 진행하기는 등급화의 사례이다. 실패로 인한 좌절이 없는 않는 활동 선택하기는 작업 및 활동의 제공의 사례이다. 즐거운 활동을 제공하므로 복잡한 사고를 지닌 환자들을 중재하기는 전환의 사례이다.

답 4)

17
1) 임상용어보다는 행동을 기록해야 함
2) '환자는 기차를 좋아한다고 말했다'로 수정
3) '시간당 몇 회'로 수정
4) 구체적인 행동을 기록해야 함

답 5)

18

다음과 같은 방어기제 유형은?

> 나는 그를 미워하지 않는다. 그가 나를 미워한다

1) 투사
2) 억압
3) 퇴행
4) 합리화
5) 반동형성

19

DSM-IV-TR이 출판된 연도는?

1) 1952
2) 1994
3) 2000
4) 2003
5) 2013

20

정신과 환자에게 금속공예로 해머링을 제공하고자 한다. 적용으로 타당한 것은?

1) 자살 위험이 높은 환자에게 적용한다
2) 집중력 훈련이 필요한 환자에게 적용한다
3) 다양한 사고가 필요한 환자에게 적용한다
4) 조증 환자의 에너지 배출을 위한 활동으로 적용한다
5) 즉각적인 결과를 얻기보다는 과정 탐색이 필요한 환자에게 적용한다

문제해설

18
- 방어기제 : 무의식적으로 선택되고 자동적으로 작동되는 자아기능
- 반동형성, 이타주의 : 용납할 수 없는 감정이나 충동 또는 성향과는 다르게 행동함
- 투사와 외부화 : 용납할 수 없는 자신 내부 문제나 결점의 원인이 자기 외부에 있다고 생각함

답 1)

19 1952년 : DSM-I DSM-III는 Axis I에 네 가지 새로운 영역을 추가했다. DSM-IV는 1994년에 출판되었고, DSM-IV-TR이 2000년에 출판되었다. DSM-5는 2013년에 출판되었다.

답 3)

20 금속공예의 정신과 적용

구분	내용
자아 존중감	• 성취감에 의해 형성됨
인지	• 주의력 향상 • 순서화 능력 향상 • 문제해결능력 향상
우울증 환자	• 실패에 대한 염려 없음
자살할 수 있는 환자	• 자살위험이 있는 환자는 늘 주의해야 함
정신분열(조현병)을 가진 환자	• 많은 집중과 사고를 요구하지 않음 • 틀을 제공하는 구조가 도움이 됨 • 어려운 과정이 없음 • 'here and now'의 특성 • 즉각적인 결과를 얻을 수 있음
조증 상태의 환자	• 과도한 활동을 통제할 수 있음 • 분명한 작업의 가이드라인은 과도한 에너지의 배출을 통제함
전통적인 목표	• 적대감과 분노를 표출하게 하는 것

답 4)

정신과작업치료

21

DSM-5에서 신경발달장애에 해당하는 것은?

1) 조현병
2) 학습장애
3) 식욕부진증
4) 주요 신경인지장애
5) 이마관자 신경인지장애

22

다음 증상을 가진 환자의 작업치료 중재방안으로 적절한 것은?

- FBI가 뇌에서 생각을 빼간다고 믿음
- 누군가가 자신을 사랑하고 있다고 믿음
- 자신이 미행당하고 있다고 함

1) 짧은 시간에 치료를 시행한다
2) 환자 말에 대해 비판하며 토의한다
3) 환자의 말이 비현실적이라고 설득한다
4) 기능적 활동을 통해 주의를 전환시킨다
5) 호의적이고 친절해 쉽게 치료관계가 형성된다

23

다음 사례의 진단명은?

21세의 대학생이 1개월 전부터 밤에 잠을 자지 않고, 여기저기 전화도 많이 하고, 돈도 많이 쓰고 다녔다. 사고의 진행이 빨랐으며, 사고의 비약이 심하였다. 환청, 심한 사고의 이완, 지남력 장애, 기억장애는 없었다

1) 조현병
2) 망상장애
3) 양극성장애
4) 순환성장애
5) 주요우울장애

문제해설

21 신경발달 장애에는 지적 장애, 의사소통 장애, 자폐스펙트럼 장애, 주의력결핍과잉행동 장애, 특정학습 장애, 운동 장애이다.

답 2)

22 망상환자에 대한 설명이다.

망상환자의 치료

1) 의심이 많고 냉담하므로 치료관계를 형성하기 매우 어렵다.
2) 긴 시간과 인내가 필요하다.
3) 망상에 대해 비판해도 안 되고 망상 내용에 동조해서도 안 된다.
4) 환자의 비밀을 전적으로 지킨다는 확신을 주어야 한다.
5) 가족들의 협조가 필요하다.

토론하는 것은 그 부분을 강화하는 성향이 있기 때문에 사람의 망상을 토론하는 일은 감가는 것이 최선이다. 그러나 이따금은 피할 수 없는 경우가 있다. 가능하다면, 활동이나 기타 현실에 바탕을 둔 무언가에 주의를 전화하려고 노력한다, 망상적인 사람에게 망상이 진실이 아니라고 설득하려는 시도는 무의미하며, 단지 소외감을 느끼게 하고 분노만 사게 된다. 따라서 관심을 가지고 경청하면서 하는 일에 초점을 유지하도록 한다.

답 4)

23 조증(mania)은 항상 기분이 상승되어 있고 모든 것에 과장되어 있으며 불안정한 상태이고 종종 잠을 설치게 된다. 하지만 수면부족에도 불구하고 충분하다고 느낀다. 평상시와는 다른 여러 가지 행동양상을 보인다.

답 3)

24

다음에서 설명하는 방어기제는?

> 고소공포가 있는 30대 회사원이 옥상이 시원하다고 틈만 나면 동료들과 빌딩 옥상으로 올라가곤 했다

1) 보상
2) 승화
3) 저항
4) 합리화
5) 반동형성

25

정신과 환자에게 적절한 감각통합 적용 방법은?

1) 감각자극의 형태에 따라 진정효과와 각성효과를 가져올 수 있다
2) 상호작용의 수준이 낮은 환자들에게는 감각통합 적용을 추천하지 않는다
3) 감각자극은 환자가 선호하는 한 가지 감각자극만 제공하는 것이 효과적이다
4) 만성 정신분열증(조현병) 환자들은 공통적으로 손의 악력이 강화되어 있고, 곧은 자세를 유지한다
5) 접촉을 통한 감각입력은 환자들의 상태를 악화시킬 수 있어, 손잡기나 어깨동무는 하지 않는 것이 원칙이다

26

다음에 기술된 방어기제는?

> 초등학생이 일기장이 없어서 일기를 못썼다고 말한다

1) 부정
2) 투사
3) 대치
4) 퇴행
5) 합리화

문제해설

24 반동형성

용납할 수 없는 감정이나 충동 또는 성향과는 정반대로 행동하게 하는 방어기제

답 5)

25 감각자극이 주어지는 형태에 따라 이완과 흥분효과를 줄 수 있으며, 상호작용 수준이 낮은 환자일수록 감각통합 활동이 추천될 만하다. 또한 한 가지 자극만 제시하기보다는 다양한 자극을 균형 잡히게 제공하는 것이 효과적이며, 만성 정신분열증(조현병) 환자는 S자로 구부정한 자세를 가지고, 몸의 근력은 모두 저하된 상태이다. 접촉을 통한 감각입력은 긍정적인 효과를 나타낸다.

답 1)

26 합리화

받아들일 수 없는 행동이나 감정에 대해 변명하는 것

답 5)

27

절도죄를 지은 범죄자가 조사를 받는 중에 너무 가난하고 살기 힘들어서 범행을 저질렀다고 한다면, 어떤 방어기제를 사용한 것인가?

1) 투사
2) 부정
3) 대치
4) 취소
5) 합리화

28

양성증상에 해당하는 것은?

1) 정신운동 지연
2) 무질서한 말과 행동
3) 목적 지향적 행동의 감소
4) 일상생활 기능 및 참여의 감소
5) 위생관리 및 자기 관리의 퇴행

29

인지손상과 관련된 설명으로 가장 적절한 것은?

1) 심한 인지손상이 있더라도 잘못된 행동을 보일 경우, 엄격한 벌을 주는 것이 도움이 된다
2) 입원 환경에 자주 변화를 주는 것은 인지손상환자에게 자극을 주어 증상을 개선할 수 있다
3) 치매로 인한 인지손상 환자가 가정에서 가져온 물건을 입원 병동에 배치할 경우 더욱 혼란을 야기할 수 있으므로 막는 것이 좋다
4) 인지 손상이 있는 환자 중 지남력에 문제가 있는 환자는 수시로 장소, 사람, 시간 등에 대해 알려주는 것이 도움이 된다
5) 환각이 나타날 때 잘못알고 있는 실제 감각자극(예 : 환풍기 소리입니다)을 알려 주는 것은 환자에게 혼돈만 가중시키는 방법으로 알려주지 않는 것이 좋다

문제해설

27
- 부정(denial)
  - 죽은 아들이 살아있다고 믿음
- 대치(displacement)
  - 부부싸움 후 아이들에게 화풀이
- 합리화(rationalization)
  - 신포도 반응(못먹는 게 아니라 시어서 안먹는다)
- 취소(undoing)
  - 도둑질한 후 손씻기

답 5)

28
- 양성증상 : 환각, 망상, 연상 이완, 무질서한 말과 행동 등
- 음성증상 : 무관심, 감정표현 저하, 목적 지향적 행동의 감소, 자발성의 감소, 위생관리 및 자기 관리의 퇴행, 일상생활 기능 및 참여의 감소, 사회적 고립, 정신운동 지연 등

답 2)

29 지남력에 손상이 있는 경우, 환자가 어디에 있으며, 자신이 누구인가를 상기시켜 수시로 확인하게 하는 것이 도움이 된다.

답 4)

30

용납되지 않는 충동적 에너지를 변형시켜 사회적으로 용납되는 건설적이고 유익한 목적의 행동으로 표현하는 방어기제이다. 표현의 사례에는 예술, 문화, 종교 등이 있다. 무엇인가?

1) 억압
2) 투사
3) 성화
4) 승화
5) 해리

31

정신사회적 모델에서 개인의 삶속에서 가장 핵심적인 역할을 하고 있는 자신이나 세계에 대한 믿음의 체계에서 왜곡을 확인하고 변화시키는데 초점을 두는 것은?

1) 생물학적 모델
2) 사회학습 모델
3) 인지행동주의 모델
4) 행동주의 모델
5) 정신분석적 모델

32

환자와의 관계를 위한 치료사의 자질 및 기술에 대한 설명 중 적절한 것은?

1) 환자와 눈맞춤을 하는 것은 부담을 줄 수 있어 피하는 것이 좋다
2) 치료사는 본인에 대해서 철저히 노출하지 않는 것이 신뢰로운 관계형성에 도움이 된다
3) 치료사가 환자의 느끼는 바를 이해하는 능력을 공감이라 하며, 중요한 치료적 자질이다
4) 선택의 여지가 없는 상황에서도 환자에게 항상 선택형 질문을 하는 것이 환자를 존중하는 표현이 된다
5) 환자와의 면담에서 침묵이 생길 경우, 환자가 많이 당황해하기 때문에 침묵이 생기지 않게 하는 것이 좋다

문제해설

30 승화(sublimation)

원시적이고 용납되지 않는 충동을 억압으로 충분히 해결하지 못할 때 그 충동이 갖고 있는 에너지를 변형시켜 사회적으로 용납되는 건설적이고 유익한 목적을 위한 행동으로 표현하게 하는 방어기제

답 4)

31 인지행동주의적 모델

개인의 신념을 바꾸기 위해서 자동적 사고 및 전형적인 인지 왜곡을 확인하고 변화시키는데 초점을 둔다.

답 3)

32 자기 개방을 통해 환자와의 관계를 돈독히 할 수 있고, 선택의 여지가 없는 상황에서는 질문 형태보다 사실을 전달하는 어조가 도움이 되며, 환자와의 면담 시 침묵을 편하게 받아들이는 기술이 필요하다.

답 3)

33

평상 시 독립적이던 노인은 장시간의 병원 생활 후 퇴원을 앞두고 매우 의존적으로 변하였다. 어떤 방어기제인가?

1) 분리
2) 대치
3) 강박
4) 퇴행
5) 행동화

34

매사에 불평불만인 K씨를 위해 치료사는 불평을 할 때마다 못들은 척하고 넘어가고 있다. 이렇게 상대방을 무시하며 특정행동을 제거하려 하는 심리 테크닉을 무엇이라 하는가?

1) 벌
2) 소멸
3) 모델링
4) 타임아웃
5) 긍정적 강화

문제해설

33 퇴행은 원인이 되는 스트레스와 상관없는 그 이전의 어린 단계로 돌아가는 것이다.

답 4)

34 해설내용 참조

답 2)

소멸

Explanation

1. 과거에 유지되어 왔던 행동을 제거하기 위해 강화를 시키는 절차임
2. 사례
   1) 수업에 지장이 생겨 특정 아동이 손을 들어도 무시하고 지명을 하지 않기
      - 아이는 관심을 끌기 위해 당분간 더 심하게 행동을 하더라도 지속적으로 무시하게 되면 마침내 관심을 끄는 행동을 포기하게 됨
3. 효과적인 소멸
   1) 일반적으로 잘못된 행동에 대해서 무시하면서 대체적 행동에 대해서는 보상하는 등의 방법을 쓸 때 효과적임
   2) 적절한 상황만 조성되면 복합적으로 여러 잘못된 행동을 감소시킬 수 있음
      예) 자기 비하 행동, 자기 과시 행동, 남의 험담을 하는 행동, 논쟁, 언어적 학대, 불평불만 등의 행동이 동시에 감소될 수 있음

35

생애주기에 따른 인간작업과 정신건강에 대한 설명으로 가장 적절한 것은?

1) 성인기는 여가활동을 위한 탐색의 시간이 가장 많은 시기이다
2) 아동기는 삶의 주기 중 가장 적은 기술발달을 이루는 시기이다
3) 노년기에는 일의 중요성이 증가되면서 성취를 삶의 동기로 갖고 있다
4) 아동기에서 성인기로 갈수록 일을 하면서 보내는 시간이 점점 늘어난다
5) 성인기에는 주요 역할의 상실이 있을 수 있으며, 새로운 습관의 획득은 어려울 수 있다

36

시설형 신경증(institutional neurosis)을 지닌 환자들의 특징으로 거리가 먼 것은?

1) 수동적이다
2) 비활동적이다
3) 컨디션 저하가 특징이다
4) 정체성 상실이 특징이다
5) 매사 주변에 관심이 많다

37

알콜중독자가 "사회가 어쩔 수 없이 술을 마시게 한다."고 하면서 변명을 한다면 어떤 방어 기제인가?

1) 투사
2) 전치
3) 부정
4) 합리화
5) 주지화

문제해설

35 성인기는 일을 위한 성취의 동기가 가장 많이 발휘되는 시기이고, 아동기는 삶의 주기 중 가장 비약적인 기술발달을 이루며, 노년기는 일의 중요성이 감소되고 여가를 탐색하는 시기이다. 또한 아동기에서 성인기로 갈수록 일을 하며 보내는 시간이 증가하다가 성인기에서 노년기로 갈수록 다시 감소하는 형태를 보인다.

답 4)

36 시설형 신경증(institutional neurosis)을 가진 사람들은 주변 일에 관심이 없다.

답 5)

37 합리화

- 인식하지 못한 동기에서 나온 행동을 그럴 듯하게 이치에 닿는 이유를 내세우는 방어기제
- 변명하여 정당화 하려는 방어기제
- 예
  - 행동 속에 숨어 있는 실제 원인은 의식에서 용납할 수 없는 내용이므로 환자는 모르고 있으며 그로 인해 가장 도덕적이고 합리적인 설명을 함. 하지만 실제의 동기를 지적당하면 화를 냄
    - 시험공부를 하지 않고 몸 상태가 좋지 않아 시험을 망쳤다고 변명함

답 4)

38

다음 중 DSM-5 기준 상의 다른 범주의 질환은?

1) 불안장애
2) 공황장애
3) 강박장애
4) 광장공포증
5) 사회공포증

39

알코올 중독 환자가 '내가 이놈의 집구석 때문에 술을 안 마실 수가 없다.'라고 말한다면 어떤 방어기제인가?

1) 투사
2) 부정
3) 보상
4) 동일시
5) 반동형성

40

종이에 물감을 묻히고 반으로 접었다가 펴서 문양 만들기를 하는 활동이 가장 부적합한 환자는?

1) 우울증 환자
2) 강박증 환자
3) 편집증 환자
4) 조현병 환자
5) 외상후스트레스장애 환자

41

다음 설명에 부합하는 방어기제는?

> 갈등을 해결하기 위해 가장 흔히 사용되는 무의식적 정신기제로 역동정신의학의 기본 이론이 된다. 죄책감이나 수치심을 느낄 때 또는 자존심에 상처를 입었을 때 잘 나타난다

1) 억제
2) 투사
3) 억압
4) 합리화
5) 동일시

문제해설

38 불안장애와 공황장애, 광장공포증, 공포증, 사회공포증, 범불안장애는 같은 범주안에 속해있는 불안장애의 종류이며 강박장애는 분리되어 설명된다.

답 3)

39 알코올중독의 원인을 자신의 감정이나 행동 동기가 아닌 타인에게 돌려 어려움을 피하고자 하는 투사 방어기제를 보이고 있다.

답 1)

40 추상적인 그림으로 망상과 환각 증상이 두드러진 조현병 환자에게는 적합하지 않다. 조현병 환자에게는 현실감 있는 사실적이고 구체적인 활동을 해야 한다.

답 4)

41 위 설명에 대한 방어기제는 억압으로 용납되지 않는 욕구나 충동, 사고 등이 의식 밖으로 밀려나 무의식 속으로 잠기게 된다. 특히 죄책감이나 수치심 또는 자존심을 상하게 하는 경험일수록 억압되기 쉽다.

답 3)

42

40대 남성인 홍씨는 아이돌 그룹의 한 멤버가 세상에서 가장 예쁘고 착한 사람이라고 말한다면 어떤 방어기제인가?

1) 승화
2) 대치
3) 이상화
4) 동일시
5) 신체화

43

다음 설명의 방어기제는?

> • 실제적인 것이든 상상의 것이든 간에 자신의 성격, 외모, 지능 등의 결함을 보완하기 위해서 취하게 되는 무의식적인 노력을 말한다
> • 예로는 '작은 고추가 맵다'가 있다

1) 억압
2) 보상
3) 투사
4) 승화
5) 전치

44

편집증 환자에 대한 치료적 전략으로 옳은 것은?

1) 지속적인 눈 맞춤을 유도한다
2) 비언어적 메시지의 사용은 피한다
3) 자극적이고 복잡한 환경을 구성한다
4) 대상자와 마주앉은 상태로 천천히 대화를 유도한다
5) 활동은 그 사람의 지적 수준에 적합한 흥미를 유발하는 활동을 한다

문제해설

42 이상화는 누군가를 과대평가하고 그 사람이 가진 장점을 보다 극대화 시켜서 표현하는 것을 말한다.

답 3)

43
- 억압
  - 의식에서 용납하기 힘든 생각, 욕망, 충동들을 무의식 속으로 눌러 넣어 버리는 것
- 투사
  - 자신이 받아들일 수 없는 자신의 무의식적인 욕구나 충동을 다른 대상의 것으로 간주해 버림으로 스스로의 불안을 피하려는 방어기제
- 승화
  - 본능적 욕구나 참기 어려운 충동 에너지를 사회적으로 용납할 수 있는 형태로 바꾸어 사용하는 가장 건전하고 건설적인 방어기제
- 전치
  - 원래는 무의식적으로 불특정대상에게 주었던 것인데 자기의 감정을 주어도 덜 위험한 대상에게로 옮기는 방어기제

답 2)

44 지속적인 눈 맞춤은 피하는 것이 좋다. 신체언어 및 비언어적 메시지가 중요하다. 안정적이고 신뢰할 수 있는 환경을 제공한다. 편집증 환자에게는 마주보는 자세는 자칫 위협을 주는 것처럼 느낄 수 있다. 따라서 마주앉은 자세보다는 옆에서 비스듬히 앉아서 진행하는 것이 필요하다.

답 5)

45

다음 사례에 해당하는 방어기제는?

> 남편 오씨는 아내와 부부싸움을 자주하는 편이다. 부부싸움 후 부인에 대한 분노 감정이 생길 때마다 오씨는 농구 코트에 가서 농구에 전념한다

1) 투사
2) 승화
3) 전치
4) 해리
5) 합리화

46

다음에서 설명하는 자기방어기제(defense mechanism)는?

> 주변 중요한 인물들의 태도와 행동을 닮아가는 방어기제로 아빠가 의사인 아들이 청진기와 주사기를 가지고 놀며 아빠의 행동을 따라하는 것이다

1) 투사
2) 억압
3) 전치
4) 해리
5) 동일화

문제해설

45 승화

사회적으로 용납되지 않는 이드의 욕구를 바람직한 행동으로 욕구를 만족시키고 긴장을 완화하는 방어기제이다.
예) 분노를 예술로 승화시킴

답 2)

46

- 투사 : 무의식에 품고 있는 공격적 계획과 충동을 남의 것이라고 떠넘겨 버리는 것
  예) 자신의 실패를 남의 탓으로 돌리는 것
- 억압
  - 억압은 불안에 대한 1차적 방어기제
  - 가장 흔히 쓰는 방어기제로 의식에서 용납하기 어려운 생각, 욕망, 충동들을 무의식 속으로 눌러 넣어버리는 것
  - 억압을 통해서 자아는 위협적인 충동, 감정, 소원, 상상, 기억 등이 의식되는 것
    - 죄의식, 창피 또는 자존심의 손상을 일으키는 경험들은 고통스러운 불안을 일으키므로 특히 억압의 대상이 됨
- 전치 : 원래의 무의식적 대상에게 주었던 감정을 다른 대상에게로 옮기는 것
  예) 도덕적 타락으로 죄책감에 휩싸인 사람이 더러워지는 것을 무서워해 강박적으로 손을 씻는 것
  시내버스 손잡이도 장갑을 껴야 잡을 수 있는 것처럼 도덕적 불결에 대한 죄책감이 물리적 불결로 전치된 것
- 해리 : 마음을 편치 않게 하는 성격의 일부가 그 사람의 지배를 벗어나 하나의 독립된 성격인 것처럼 행동하는 경우
  예) 몽유병, 이중인격(지킬박사와 하이드)
- 동일화 : 부모, 윗사람 등 중요한 인물들의 태도와 행동을 만들면서 닮는 것
  예) 아빠가 의사인 아들이 청진기와 주사기를 갖고 놀기를 좋아하는 것

답 5)

47

다음 중 경계성 성격장애 환자를 치료하는 중재로 적절한 방법은?

1) 인지－행동치료
2) 변증법적 행동치료
3) 신경과학 이론 치료
4) 클라이언트 중심 치료
5) 합리적 정서 행동 치료

48

망상의 형성과 가장 관계 깊은 방어기제는?

1) 보상
2) 퇴행
3) 투사
4) 부정
5) 합리화

49

다음에서 사용한 원시방어기제는?

> • 정의 : 고통스러운 생각이나 기억을 감정 상태와 분리시키는 방어기제이다
> • 사례 : K씨는 화나는 일을 말하면서도 분노의 감정을 못 느낀다

1) 부정(denial)
2) 격리(isolation)
3) 참기(inhibiting)
4) 투사(projection)
5) 억압(repression)

문제해설

47 경계성 성격장애를 치료하는 대표적인 치료는 변증법적 행동치료(REBT)가 있다. 이 치료로 즐겁지 않은 생각과 자기－파괴적인 충동을 인내하고 인정하도록 돕고 충동적인 행동을 하지 않도록 할 수 있다.

답 2)

48 투사

- 용납할 수 없는 자기 자신 내부 문제나 결점이 자기 외부에 있는 것으로 생각하는 기제
- 자신이 누구를 미워할 때, 그가 자신을 몹시 미워하기 때문에 자신도 그를 미워한다고 생각하는 경우에서 볼 수 있음
- 착각, 환각은 투사에 의한 현상으로 여러 가지 망상 형성의 중요한 기제가 됨

답 3)

49 격리(isolation)

고통스러운 생각이나 기억을 감정 상태와 분리시키는 방어기제

구분	내용
억압 (repression)	• 갈등을 해결하기 위해 가장 흔히 사용되는 무의식적 정신기제 • 역동정신의학의 기본이론이 됨 • 용납되지 않는 욕구나 충동, 사고 등이 의식 밖으로 밀려나 무의식 속으로 잠기게 되는 것 예) 기억상실 － 죄책감이나 수치심의 억압 － 자존심을 상하게 하는 경험의 억압
참기 (inhibiting)	• 불안을 피하기 위해 자아가 초자아와 연대하여 어떤 기능을 제한(또는 부인)하는 것 － 타인 또는 환경의 힘과 연대하기도 함
부정 (denial)	• 위험이나 불쾌한 현실을 부정하므로 그로 인한 불안을 회피하고 편안한 상태를 유지하려는 방어기제 예) 말기 암환자가 자기 병을 부정하는 것
격리 (isolation)	• 고통스러운 생각이나 기억을 감정 상태와 분리시키는 것 예) 화나는 일을 말하면서도 분노의 감정을 못 느낌

답 2)

50

다음 활동과 관련된 대상자로 가장 적합한 것은?

> 잡지 콜라주 : 먼저 잡지 몇 권과 가위 한 개를 제공한 뒤, 그림을 선택해서 잘라낸 후 배접지를 주고, 오려낸 사진을 배열한 다음 풀을 줌으로써, 작업치료사는 클라이언트가 하는 일을 통제하고 바람직한 결과를 얻도록 돕는다. 이 환자는 작업치료사가 이러한 과정을 구조적으로 적용하기 않으면 상당한 혼란을 야기할 수도 있다

1) 불안
2) 조증
3) 망상
4) 편집증
5) 우울증

51

직장상사에게 스트레스를 받고 집에 들어와서 물건을 부수는 행동을 하는 사람에게서 관찰되는 방어기제는?

1) 보상(compensation)
2) 전치(displacement)
3) 대치(substitution)
4) 상환(restitution)
5) 부정(denial)

문제해설

50 조증환자의 활동 전략 : 활동은 구조화되고 두세 단계에 완성할 수 있어야 한다. 목적이 불투명하거나 창의성 또는 의사결정이 필요한 활동(예, 유화 그리기)은 피해야 한다.

답 2)

51
1) 보상(compensation) : 자신의 약점을 보완하기 위하여 긍정적인 것이라고 생각되는 부분을 강화하여 약한 부분을 없애려는 정신적 시도이다.
2) 전치(displacement) : 심리적으로 받아들일 수 없는 대상에 대하여 심리적으로 용납되는 비슷한 그리고 연관이 있는 어떤 다른 대상으로 감정이 옮겨가는 것을 말한다. 감정에 중점
3) 대치(substitution) : 욕구불만으로 생긴 긴장을 감소시키기 위해, 원래 대상과 비슷하고 동시에 사회적으로 용납되는 다른 대상과 취득 가능한 대상으로 만족하는 기전이다. 대상에 중점
4) 상환(restitution) : 배상하는 행위를 통해 무의식에 있는 죄책감으로 인한 마음의 부담을 줄이는 방어기제
5) 부정(denial) : 의식화된다면 도저히 감당하지 못할 어떤 생각, 욕구, 현실적 존재를 무의식적으로 부정하는 것으로서, 즉 엄연히 존재하는 위험이나 불쾌한 현실을 부정함으로써 그로 인한 불안을 회피해서 편안한 상태를 유지하려는 방어기제이다.

답 2)

52

치매는 DSM-Ⅳ에서 DSM-5로 개정되면서 신경인지장애로 명명되었다. 이는 다양한 원인에 의해 야기되는데 새롭게 추가된 원인으로 적절한 것은?

1) 인간 면역 결핍 바이러스 감염(HIV Infection)
2) 두부 외상(Traumatic Brain Injury)
3) 헌팅턴 병(Huntington's Disease)
4) 프리온 병(Prion Disease)
5) 전두 측두엽(Frontotemporal)

53

PQRST(Preview, Question, Read, State, Test)를 이용해 기억력을 강화하는 중재법은?

1) 심상법
2) 연상법
3) 사건 역추적하기
4) 인출시점 증강하기
5) 인출상황 예상하기

54

CO-OP(Cognitive Orientation to Daily Occupational Performance) 접근의 인지 전략 도메인 중 다음의 설명에 해당하는 것은?

> 시각적 또는 정신적 정보를 반복하여 과제나 작업과 관련된 중요한 정보의 유지를 돕는다

1) 동화(Elaboration)
2) 재건(Reconstruction)
3) 암송(Rehearsal)
4) 예견(Anticipation)
5) 이미지화(Imagery)

문제해설

52 DSM-Ⅳ에서 DSM-5로 개정되면서 전두 측두엽(Frontotemporal) 치매와 류이체(Lewy bodies)치매가 추가되었다.

답 5)

53 **인출상황 예상하기**

- 기억력을 입력하는 단계에서 나중에 인출될 상황을 예상하여 기억하므로 입력을 강화함
- 인출에 필요한 정보를 입력 과정에 더 효과적으로 선택하여 기억할 수 있음
  - P : 전체 내용 훑어보기
  - Q : 중요 내용 질문 만들기
  - R : 읽기
  - S : 읽은 내용 말하기
  - T : 평가하기(답하기)

답 5)

54
1) 동화(Elaboration) : 이전에 가지고 있는 지식에 새로운 정보를 추가, 융화
2) 재건(Reconstruction) : 새로운 상황에서 수행을 가이드하기 위해 이전에 학습한 과제, 경험 또는 환경정보에 대하여 사고하는 과정
3) 암송(Rehearsal) : 시각적 또는 정신적 정보를 반복하여 과제나 작업과 관련된 중요한 정보의 유지를 돕는 정신 과정
4) 예견(Anticipation) : 이미지화 또는 언어화 가능성을 예측하여 새로운 활동을 준비
5) 이미지화(Imagery) : 사물, 행동, 경험 또는 사건을 표상하는 정신적 이미지 형성

답 3)

정신과작업치료

55

원희는 사이가 좋지 않은 친구에게 내일 교양수업에 책을 빌려주기로 약속해놓고 수업 당일이 되자 연락을 받지 않다가 끝내 책을 빌려주지 않았다. 원희에게 관찰되는 방어기제는?

1) 행동화
2) 수동공격성
3) 보상
4) 상환
5) 저항

56

26세 여성이 5개월 전부터 지나친 식욕을 주체할 수 없어 병원을 내원하였다. 일주일에 2~3번은 1시간 정도는 정신없이 누구보다 많은 양을 먹는다고 한다. 먹고 난 이후에는 체중증가를 막기 위해 반복적으로 구토를 한다고 한다. 진단은?

1) 신경성대식증(bulimia nervosa)
2) 폭식장애(Binge eating disorder)
3) 신경성식욕부진증(anorexia nervosa)
4) 이식증(pica)
5) 반추장애(rumination disorder)

문제해설

55 원희는 친구와 관계에서 발생하는 스트레스에 대처하기 위해 친구의 전화를 받지 않고 책을 빌려주지 않는 간접적이며 내성적인 공격을 표현하고 있다.

1) 행동화 : 생각보다는 행동으로 갈등이나 스트레스 요인에 대처. 말이나 행동으로 화를 표현하는 것을 통해 일시적으로 무력감이나 취약성을 덜 느끼게 됨
2) 수동공격성 : 타인에게 간접적이며 내성적으로 공격을 표현함으로써 갈등이나 스트레스 요인에 대처함
3) 보상 : 한 분야의 결함을 다른 분야의 탁월성이나 우수성으로 메우려 시도하는 방어기제
4) 상환 : 배상하는 행위를 통해 무의식에 있는 죄책감으로 인한 마음의 부담을 줄이는 방어기제
5) 저항 : 의식에서 용납하기 어려운 무의식의 내용을 의식화 할 때, 이 의식을 방해하는 방어기제

답 2)

56 신경성 대식증

- 일정한 시간 동안(예, 2시간 이내) 대부분 사람이 유사한 상황에서 동일한 시간 동안 먹는 것보다 분명하게 많은 양의 음식을 먹는다.
- 삽화동안 먹는데 대한 조절 능력의 상실감이 있다.
  예) 먹는 것을 멈출 수 없으며, 무엇을 또는 얼마나 많이 먹어야 할 것인지를 조절할 수 없다는 느낌)
- 체중이 증가하는 것을 막기 위한 반복적이고 부적절한 보상 행동, 예를 들면 스스로 유도한 구토, 이뇨제, 관장약, 다른 치료 약물 남용 또는 금식이나 과도한 운동이 나타남
- 폭식과 부적절한 보상 행동 모두 평균적으로 적어도 3개월 동안 1주 1회 이상 일어난다.
- 체형과 체중이 자아 평가에 과도한 영향을 미친다.
  - 신경성 식욕부진은 폭식삽화가 없다.
  - 폭식장애는 보상행동 삽화가 없다.

답 1)

OCCUPATIONAL THERAPY

13

C·H·A·P·T·E·R

정신과 작업치료의 접근법

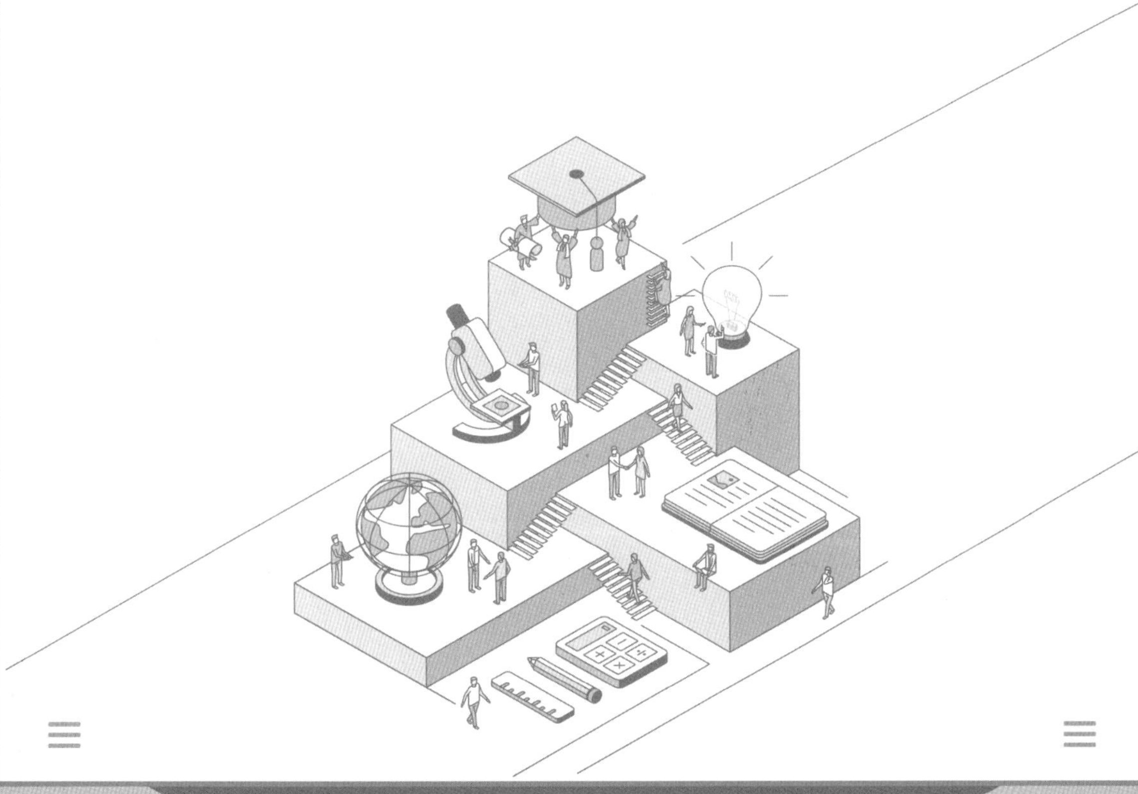

예·상·문·제·풀·이

01

다음 중 정신과 작업치료의 '치료적 도구로서의 자아'를 가장 잘 표현한 사례는?

1) 조용한 방을 제공하였다
2) 어린이의 눈높이에 맞춰 앉아서 대화하였다
3) 걸을 수 없다고 판단하게 되어 휠체어를 선택하였다
4) 어떤 활동에 문제가 있는지 평가도구를 사용해 분석하였다
5) 자동차를 좋아하는 아동에게 자동차 놀이를 사회적 보상으로 제공하였다

02

정신과 작업치료의 과정이 바르게 나열된 것은?

1) 의뢰－판별－중재계획－중재검토－중재실행－평가
2) 의뢰－판별－중재검토－중재계획－중재실행－평가
3) 의뢰－판별－평가－중재계획－중재검토－중재실행
4) 의뢰－평가－판별－중재계획－중재실행－중재검토
5) 의뢰－판별－평가－중재계획－중재실행－중재검토

문제해설

01 자기 자신을 치료적 도구로 사용하기 (therapeutic use of self)

- 작업치료사
  - 아동에게 용기를 제공함
  - 동기 유발을 통해 아동과의 관계를 형성함
  - 아동의 성공을 유도함
  - 아동의 노력에 대해 긍정적인 느낌을 받을 수 있도록 고무시킴
- 신뢰관계 형성
  - 아동이 실패했을 경우 괜찮다는 지지와 촉진을 제공함
  - 흥미유발, 성격, 개성, 관심과 목표 등을 존중해줌
  - 아동의 독특한 경향과 행동은 수행의 기초가 됨
- 도전의 유발
  - 지금 도전할 수 있는 수준의 내용으로 구성
  - 기술의 성취와 숙달된 일의 성공을 통해 자존감과 자아 이미지가 긍정적인 영향 받음

답 2)

02 의뢰－판별－평가－중재계획－중재실행－중재검토

답 5)

03

인간발달 FOR의 기본가정으로 옳은 것은?

1) 발달은 일생 초기에만 나타난다
2) 발달은 여러 영역에 걸쳐 나타나지 않는다
3) 각 나이에 맞는 기술습득보다는 초기 습득이 필요하다
4) 가족, 공동체, 사회집단은 발달에 도움이 된다
5) 신체적, 정신사회적 상해가 성장 및 발달을 방해하지는 않는다

문제해설

03 인간발달 FOR(human development Frame of Reference)의 기본가정 (basic assumption)

- 발달은 여러 영역에 걸쳐 진행
- 발달은 일생동안 지속
- 각 나이에 맞는 기술 습득이 필요
  - 성취를 통한 만족
  - 발달과정에서 자연스럽게 성취
- 가족, 공동체, 사회 집단이 발달에 도움이 됨
- 신체적 정신사회적 상해(trauma)가 성장 및 발달을 방해할 수 있음
  - 방해가 발달주기에서 기대하는 수준과의 격차를 만듦

답 4)

04

정신과적 치료와 문제의 연결이 바르지 못한 것은?

1) 인지치료 — 우울증
2) 행동치료 — 부정적 행동
3) 체계적 탈감각법 — 공포증
4) 정신분석치료 — 정신분열증(조현병)
5) 바이오피드백 — 긴장성 두통

04 정신분석적(psychodynamic) 치료

- 치료자는 아이의 무의식적 두려움과 방어를 다룸
- 치료목적
  - 과거의 갈등과 요구들을 다시 조율함
- 정서적 발달을 정상적 단계로 유도
  - 자신의 연령 수준까지 고착된 수준으로부터 높여가도록 도움
- 평소 표현하지 못했던 것들을 표현하고 경험함
  - 스스로 자각하게 되며 그런 경험을 통해 관계의 성숙이 이루어짐

답 4)

Explanation

정신분열증(조현병)과 정신분석

1. 정신분열증(조현병) 치료

1) 개인 정신치료

- 환자가 새로운 대응전략, 현실검증, 문제해결, 스트레스와 재발에 관련한 문제해결 등을 배우게 함

2) 집단치료

(1) 집단 상황에서 인간관계의 상호작용을 예행연습하면서 스트레스를 찾아냄
(2) 집단의 지도자들과 다른 참가자들에게 지지적인 지도를 받게 됨

3) 가족치료

- 스트레스나 갈등을 완화하고 예방함으로 재발을 막는 데 효과적임

4) 정신건강교육

(1) 교육적 기법과 집단치료의 혼합된 형태임

(2) 가족뿐만 아니라 환자에게도 정신분열병(조현병)의 본질과 과정을 교육함

5) **행동치료**

- 환자들이 보이는 괴이하고 병적인 행동을 줄이고, 대화를 촉진하며 잘 적응된 정상적인 사회적 행동을 증가시키기 위해서 행동요법이 필요할 수 있음

6) **기타 치료**

(1) 전기경련요법(electroconvulsive therapy)이 사용할 수 있음
(2) 환자에 따라 낮 병원(day hospital) 또는 거주치료센터가 적절함
(3) 약물치료

2. 정신분석적(psychodynamic) 치료

1) 치료자는 아이의 무의식적 두려움과 방어를 다룸
2) 치료목적
- 과거의 갈등과 요구들을 다시 조율함

3) 정서적 발달을 정상적 단계로 유도함
- 자신의 연령 수준까지 고착된 수준으로부터 높여가도록 도움

4) 평소 표현하지 못했던 것들을 표현라고 경험함
- 스스로 자각하게 되며 그런 경험을 통해 관계의 성숙이 이루어짐

5) 상징놀이
(1) 무의식의 표현 도구(material)가 됨
(2) 내적 세계의 표현이 이루어짐
(3) 아동이 'insight'를 획득함
(4) 역할 전환
① 자신의 생애에 있어 중요한 인물이 되어봄
② 실제로 역할을 수행(연극)함
(5) 자신이 가지고 있던 두려움과 갈등들을 극복함

3. 공포증 환자 치료 사례

1) 공포증 환자의 현 상태를 잘 파악하여 점진적으로 공포증상태에 노출할 수 있도록 지지나 임시를 통하여 격려해 줌
2) 공포상황을 극복시킬 자신감과 용기를 더해 줌

05

치료사와 환자 사이의 효과적 관계형성을 위한 요소로 보기 어려운 것은?

1) 유머
2) 편안한 매너
3) 환자를 단순한 치료 대상자로 인식
4) 각 개인의 존엄성과 권리에 대해 인정
5) 자기 자신에 대한 인식 및 이해의 증진

문제해설

05 Mosey가 제안한 치료사와 환자 사이의 효과적 관계 형성을 위한 요소

- 환자를 독특한 한 인간으로 인식함
- 각 개인의 존엄성과 권리에 대해 인정함
- 공감
  - 객관성을 잃지 않고 다른 사람의 경험을 수용함

답 3)

치료적 도구로서의 자아(Therapeutic use of self)

Explanation

1. 치료사와 환자 사이의 인간관계형성

2. Mosey가 제안한 치료사와 환자 사이의 효과적 관계 형성을 위한 요소

1) 환자를 독특한 한 인간으로 인식함
2) 각 개인의 존엄성과 권리에 대해 인정함
3) 공감
   • 객관성을 잃지 않고 다른 사람의 경험을 수용함
4) 동정
5) 겸손
   • 자신이 부족하다는 것을 인정
6) 비판 없이 생각과 행동을 긍정적으로 수용해 줌
7) 정직
8) 편안한 매너
9) 융통성
   • 상황에 맞게 조절할 줄 아는 것
10) 자신에 대한 인식 및 이해
11) 유머
    (1) 치료과정을 촉진
    (2) 'interpersonal skill'을 적절히 사용

06

작업치료 과정 중 '작업치료에 의뢰된 환자의 치료 필요성을 결정하기 위해 대략적인 정보를 얻고 작업치료 참여 여부를 결정하는 과정'은?

1) 의뢰
2) 판별
3) 평가
4) 치료계획
5) 치료전략 선택

문제해설

06 판별이란 전문적인 평가를 결정하기 위해 환자의 의무기록지를 점검하고 면담, 환자의 반응이나 태도 관찰 등을 통해 작업치료가 적절한지, 도움이 되는 다른 분야가 있는지 결정하는 과정이다.

답 2)

14

C·H·A·P·T·E·R

정신과 작업치료의 평가

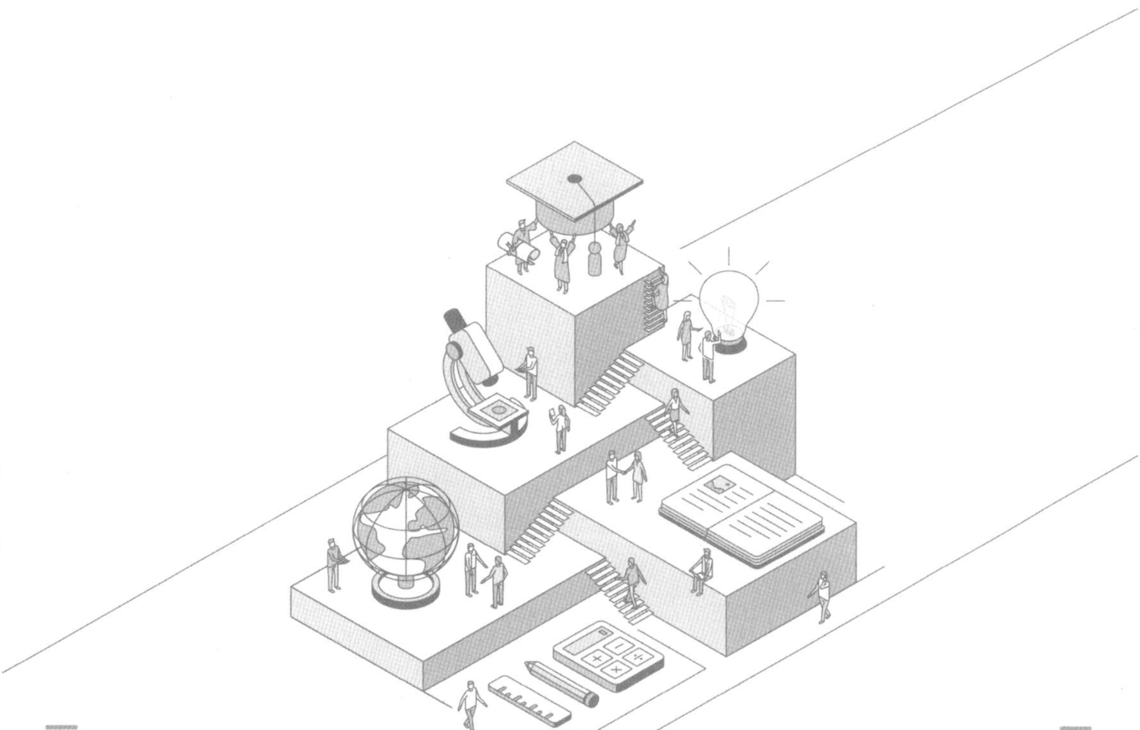

예·상·문·제·풀·이

01

다음 사례에서 치료사가 사용한 면담기법은?

- 클라이언트 : 남편은 모르지만 저는 그렇게 느낄 때가 좀 있어요. 남편은 일과 다른 것들 때문에 정말 바쁘거든요. 하지만 저는 너무 힘든 것 같아요
- 치료사 : 남편이 너무 바빠서 당신 감정을 몰라주니까 슬프군요

1) 반영
2) 판단 보류
3) 개방적 질문
4) 폐쇄적 질문
5) 최소한의 반응

02

비구조화된 면접에 대한 설명으로 옳은 것은?

1) 면접 동안 질문할 항목과 순서가 일정하게 정해져 있다
2) 진단의 신뢰도가 높다
3) 면담자의 주관적 판단과 편견이 개입되지 않는다
4) 면접의 내용을 빠뜨림 없이 질문하게 해준다
5) 면접의 내용과 순서가 면접자에 의해 정해지므로 숙련된 면접 기술이 요구된다

문제해설

01 반영

클라이언트의 말이나 비언어적인 표현에서 나타나는 감정을 치료사가 다시 진술하는 것

답 1)

02
- 구조화된 면접(structured interview)
  - 면접 동안 질문할 항목과 순서가 일정하게 정해져 있어서 이 형식을 따라 면접을 진행
  - 진단의 신뢰도가 높다(면담자 간에 이끌어내는 반응내용의 일치도가 높다).
  - 면담자의 숙련과 전문성이 그리 요구되지 않는다.
  - 면담자의 주관적 판단과 편견이 개입되지 않는다.
  - 면접의 내용을 빠뜨림 없이 질문하게 해준다.
- 비구조화된 면접(unstructured interview)
  - 면접의 내용과 순서가 면접자에 의해 정해지므로 숙련된 면접 기술이 요구된다.
  - 내담자가 더 편하게 느끼고 몰입할 수 있다.
- 반구조화된 면접(semistructured interview)
  - 구조화/비구조화 면접의 중간 형태
  - 질문 내용은 정해져 있지만, 내담자가 제공하는 정보, 반응에 따라 융통성있게 면접을 진행시킨다.
  - 대부분의 임상적 면접이 이에 속함

답 5)

03

정신과 작업치료의 초기 면담에 대한 내용으로 옳은 것은?

1) 개방성 질문과 폐쇄성 질문을 혼용하지 않는다
2) 면담 시작 시 환자에게 질문할 기회를 준다
3) 보호자를 먼저 만나 주의할 점을 미리 파악한다
4) 면담 초기에는 치료적 관계에 대한 고려는 하지 않는다
5) 애매한 말에 대해서는 그 진위를 명확히 하고 넘어가도록 한다

문제해설

03 해설내용 참조

답 5)

04

구조화된 인터뷰(unstructured interviews)의 내용에 해당하는 것은?

1) 라뽀 형성이 필요없다
2) 인터뷰 후 내용을 기록한다
3) 형식 없이 진행되는 면담이다
4) 질문지를 제작하여 질문과 동시에 기록한다
5) 치료사의 융통적이고 형식없는 태도가 필요하다

04 해설내용 참조

답 4)

정신과 환자의 면접

Explanation

1. 면접(interview)

1) 내용

(1) 초기 면접 내용에는 의학적 병력(medical history)을 포함
(2) 약물, 기능적 수준, 현재 증상 등
(3) 질환에 대해 얼마나 많이 환자가 알고 있는가도 중요한 내용
(4) 작업치료사는 환자가 자신의 역할, 장애, 요구, 목표 등에 대한 정보교환
(5) 재활프로그램에서의 작업치료사의 역할을 소개
(6) 초기 면접 시 치료사와 환자사이의 라뽀(rapport) 형성과 신뢰 구축이 중요
(7) 초기 면접 시 필기 또는 녹취가 필요
(8) 면접 시작 시 치료사의 역할, 인터뷰의 목적, 어떻게 얻어진 정보가 사용되는지 여부에 대한 설

명이 필요

(9) 환자의 정보를 구하기 위해 면접 도구들을 사용 할 수도 있음

예) daily schedule

(10) 클라이언트(환자)가 장애에 대해 어떤 태도를 가지고 있는지, 자신의 가장 큰 문제가 무엇인지, 목표는 무엇인지에 대해 표현할 수 있는 기회를 제공해 주어야 함

2) 바람직한 면담

(1) 치료사와 부모와의 라뽀(rapport) 형성이 이루어짐

(2) 가족의 주요 관심사 확인 및 토론

(3) 융통성 및 세심한 배려

(4) 성공적인 면접의 두 가지 기본 요소

① 초기 면접 환경

- 조용한 곳 및 프라이버시가 보장되는 곳에서 실시함
- 첫 몇 분 동안 작업치료의 역할과 목표에 대해 소개함

② 확고한 지식을 바탕으로 한 능동적 청취 기술

- 확고한 지식 및 능동적 청취 기술을 위한 학습, 연습, 준비가 필요함
- 치료사의 지식 정도가 면접에 영향을 미치게 됨
- 적절한 질문의 선택 및 주제의 선택이 필요함
- 청취 기술이 필요함
  - 클라이언트(환자)가 말하는 단어의 의미, 감정 등을 이해하고 적절한 피드백을 제공해 주어야 함

2. 정신과 작업치료의 초기평가 및 인터뷰

1) 초기평가

(1) 기능

① 작업치료 중재가 환자에게 도움이 될 것인지 아닌지를 판단

② 환자의 흥미와 협력을 이끌어 내며 라뽀(rapport) 형성의 기회 제공

③ 기능적 능력에 대한 기초 제공

④ 환자에 대한 기본 자료 제공

(2) 'rapport' 형성

① 환자와 처음 만남에서 라뽀 형성

- 환자와 치료사 사이의 관계에 있어 매우 중요

② 라뽀 형성의 중요 요소

- 존경심(respect)
- 공감(empathy)
- 정직

(3) 기능 분석
- 일상의 활동에서 그 사람이 어떻게 기능하지를 보기 위한 평가 과정

3. 인터뷰(interview)의 종류

1) **비구조화된 인터뷰**(unstructured interviews)
   (1) 필요한 정보 수집
   (2) 형식 없이 진행되는 면담
   (3) 라뽀 형성이 중요
   (4) 치료사의 부드럽고 수용적인 태도가 필요
   (5) 인터뷰 후 내용을 기록

2) **구조화된 인터뷰**(structured interviews)
   (1) 필요한 정보수집
   (2) 인터뷰의 구조를 계획
   (3) 질문지 제작
   - 질문과 동시에 기록

05

초기 정신과 작업치료의 치료관계 형성에 대한 내용이다. 관계 형성을 어렵게 하는 사례는?

1) 융통성 및 세심한 배려가 필요하다
2) 환자의 행동에 대해 질문하지 않는다
3) 작업치료의 역할과 목표에 대해 먼저 소개한다
4) 면접은 프라이버시가 보장되는 곳에서 실시한다
5) 환자의 흥미와 협력을 이끌어 내며 초기 면접을 실시한다

문제해설

05 해설내용 참조

답 2)

치료적 관계 형성

Explanation

1. 바람직한 면담

1) 치료사와 부모와의 라뽀(rapport) 형성이 이루어짐
2) 가족의 주요 관심사 확인 및 토론
3) 융통성 및 세심한 배려
4) 성공적인 면접의 두 가지 기본 요소
   (1) 초기 면접 환경
      ① 조용한 곳 및 프라이버시가 보장되는 곳에서 실시함
      ② 첫 몇 분 동안 작업치료의 역할과 목표에 대해 소개함
   (2) 확고한 지식을 바탕으로 한 능동적 청취 기술
      ① 확고한 지식 및 능동적 청취 기술을 위한 학습, 연습, 준비가 필요함
      ② 치료사의 지식 정도가 면접에 영향을 미치게 됨
      ③ 적절한 질문의 선택 및 주제의 선택이 필요함
      ④ 청취 기술이 필요함
      ⑤ 클라이언트(환자)가 말하는 단어의 의미, 감정 등을 이해하고 적절한 피드백을 제공해 주어야 함

2. 정신과 작업치료의 초기평가 및 인터뷰

1) **초기평가**
   (1) 기능
      ① 작업치료 중재가 환자에게 도움이 될 것인지 아닌지를 판단
      ② 환자의 흥미와 협력을 이끌어 내며 라뽀(rapport) 형성의 기회 제공
      ③ 기능적 능력에 대한 기초 제공
      ④ 환자에 대한 기본 자료 제공
   (2) 'Rapport' 형성
      ① 환자와 처음 만남에서 라뽀 형성
         • 환자와 치료사 사이의 관계에 있어 매우 중요
      ② 라뽀 형성의 중요 요소
         • 존경심(respect)
         • 공감(empathy)
         • 정직
   (3) 기능 분석
      • 일상의 활동에서 그 사람이 어떻게 기능하지를 보기 위한 평가 과정

OCCUPATIONAL THERAPY

15

C·H·A·P·T·E·R

정신과 작업치료의 치료 계획 및 실행

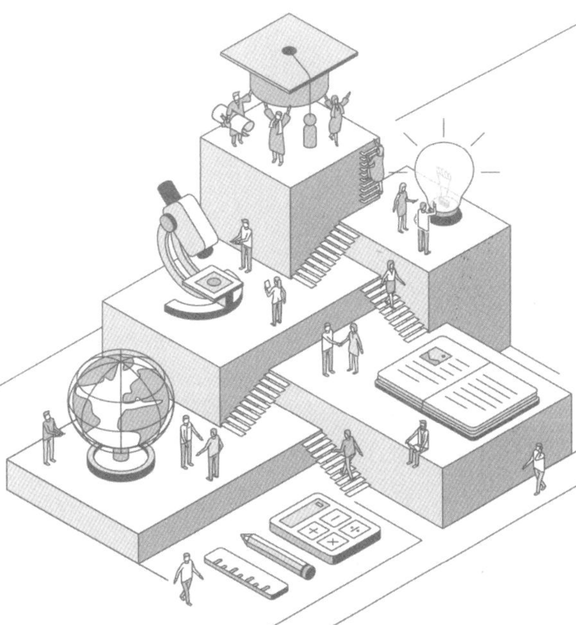

예·상·문·제·풀·이

01

작업치료의 목표를 이루기 위한 하부목표의 개발과 수행의 내용으로 타당하지 않은 것은?

1) 환자에게 중요한 작업내용을 평가한다
2) 작업을 방해하는 장애물을 제거하거나 또는 최소화 한다
3) 환자 자신 및 타인을 만족시킬 수 있는 기능을 성취한다
4) 환자가 만족할 수 있는 수준의 작업수행을 위해 기술을 개발하고 유지한다
5) 환자가 일상의 삶에서 만족스럽고 균형 있는 활동을 성취할 수 있도록 돕는다

문제해설

01 해설내용 참조

답 3)

Explanation 목표(Professional goals)

1. 작업치료의 목표

1) 환자 자신 및 타인에게 기대되는 수준의 기능을 발휘하기 위함
   • 만족스럽고 생산적인 삶을 영위할 수 있도록 하기 위해
2) 환자에게 중요한 작업(occupation)의 성취를 위함

2. 작업치료의 하부 목표(sub-goal)

1) 환자에게 중요한 작업(occupation)에 필요한 내용의 평가
2) 작업(occupation)에 필요한 기술(skill)의 점검
3) 작업을 방해하는 장애물의 제거 및 최소화
4) 환자가 만족할 수 있는 수준의 작업수행을 위한 기술(skill)의 개발, 재교육, 유지
5) 환자가 일상의 삶에서 만족스럽고 균형 있는 활동을 성취할 수 있도록 도움

02

25세 남성은 외상성 뇌손상(TBI) 환자이다. 이 남성은 기본적 생리적 욕구에만 집착하는 경향이 있다. 이 남성의 'Maslow 욕구 단계'는?

1) 1단계
2) 2단계
3) 3단계
4) 4단계
5) 5단계

03

다음 설명하는 'Maslow'의 욕구 단계는?

> 사회적 존재로서 어떤 집단에 소속하고 싶은 욕구를 갈구하게 되고, 그것은 대소규모의 집단적 친교나 개인적 교제, 결혼의 욕구 등으로 나타난다

1) 생리적 욕구
2) 안전에 대한 욕구
3) 사랑과 소속감 욕구
4) 자존감에 대한 욕구
5) 인지적 및 미적 욕구

04

다음 내용과 가장 관계 깊은 사람은?

> • 1단계 : 생리적 욕구
> – 음식, 물, 온도 등에 대한 욕구
> • 5단계 : 자아실현
> – 자신의 가능성을 알고 실천하려는 욕구
> – 창조성, 재능을 발휘하려는 욕구

1) Piaget
2) Freud
3) Ayers
4) Maslow
5) Erickson

문제해설

02 해설내용 참조

답 1)

03 해설내용 참조

답 3)

04 해설내용 참조

답 4)

05

치료 시 환자의 동기유발에 대한 내용으로 바른 것은?

1) 실패를 자주 경험하도록 도와준다
2) 아동에게는 놀이보다 교육이 더 바람직하다
3) 칭찬보다는 조언을 해주므로 인내심을 키워준다
4) 환자가 원하는 활동을 하므로 자존감을 높여준다
5) 성취하기 쉬운 것 보다는 어려운 것을 시도함으로 의욕을 고취시킨다

문제해설

05 해설내용 참조

답 4)

06

치료 시 동기유발의 내용으로 틀린 것은?

1) 환경 자극을 제공한다
2) 개인행동의 결과에 책임이 있음을 인식시킨다
3) 개인적, 사회적으로 가치 있는 활동을 사용한다
4) 두려움을 일으키지 않을 정도의 호기심을 제공한다
5) 개인적 가치보다는 사회적 가치가 높은 활동을 사용한다

06 해설내용 참조

답 5)

치료 시 동기 유발(Motivation in therapy)

Explanation

1. 환경 자극을 제공
2. 두려움을 일으키지 않을 정도의 호기심(자극시킬 새로운 것 제기)
3. 환경 탐색과 활동을 재수행 기회를 제공
4. 놀이 탐험을 시작하고 습득한 기술을 사용할 수 있는 시간 제공
5. 개인의 나이, 성, 문화적 배경, 교육 수준에 적합한 과제 선택
6. 낮은 수준의 욕구가 높은 수준의 욕구보다 먼저 이루어져야 함
7. 개인적, 사회적으로 가치 있는 활동의 사용
8. 잠재된 재능의 사용을 허락하는 활동
9. 도전은 있으나 너무 어려워서 좌절하지 않는 과제 제공
10. 과정에 따라 과제를 등급화(동기를 유지하도록 함)
11. 과제를 정할 때 개인의 흥미를 고려함
12. 개인행동의 결과에 책임이 있음을 인식시킴
13. 성공했을 때 적절한 'feedback' 제공
14. 환자 존중, 잠재성에 대한 믿음, 경청 등이 필요

07

우울증을 지닌 45세의 여성은 주치의로부터 운동을 처방받았다. 이 여성이 그룹으로 하는 탁구활동에 참여했다면 기대할 수 있는 심리적 효과로 가장 타당한 것은?

1) 기분 저하
2) 우울증 증가
3) 불안감 감소
4) 창의성 증진
5) 자아인식 감소

08

정신과 작업치료의 목표로 가장 타당한 것은?

1) 정신병리는 교정하지 않는다
2) 좌절된 욕구를 치료사가 만족시켜준다
3) 자신에 대한 현실적 이해를 억제한다
4) 건강하고 통합된 자아가 될 수 있도록 도와준다
5) 정신사회발달 및 정신성적 발달을 고착시킨다

09

정신과 작업치료의 중재목표 중 수행패턴(Performance Pattern)에 해당하는 것은?

1) 비생산적인 습관을 점차 줄여가기
2) 에너지를 보존하기 위한 페이스 조절
3) 그룹 내에서 다른 사람들과 편안하게 상호작용하기
4) 과제를 성취하기 위하여 효율적으로 환경 내에서 움직이기
5) 감정과 생각을 표현하기에 적절한 표정과 몸짓, 음성을 사용하기

문제해설

07 운동의 심리적 효과

- 신체적 운동은 기분을 향상시킴
- 우울증을 감소시킴
- 불안감을 줄여줌
- 자아에 대한 인식(self-concept)의 향상시킴
- 완성감(sense of mastery)을 제공함
- 팀에 참여함
  - 참여 및 협동의 기회가 제공됨
- 스트레스로부터 기분전환(diversion)이 가능함
- 창의성의 발현 및 자기표현이 가능함

답 4)

08 목표(goal)

- 좌절된 욕구를 만족시키는 방법을 찾도록 도움
- 정신병리의 교정
- 정상적인 정신사회 및 정신성적 발달이 일어나도록 도움
- 자신에 대한 현실적인 이해를 촉진시킴
- 건강하고 통합된 자아가 될 수 있도록 도움

답 2)

09 2) 처리기술(Process skill)
3), 4), 5)의사소통과 상호작용 수행 기술(Communication and interaction skill)

답 1)

10

활동적응(activity adaptation)의 내용으로 옳은 것은?

1) 성취하기 어려운 활동을 고안한다
2) 치료적 환경에 인간적 요소를 배제한다
3) 손의 관절염 예방을 위해 목공예를 수행한다
4) 재료들은 감정을 일깨우는 능력이 있는 것으로 선택한다
5) 필요한 요소를 옮겨 활동에 적용시키는 과정은 피해야 한다

문제해설

10 해설내용 참조

답 4)

활동적응(Activity adaptation)

Explanation

- 적절한 활동을 고안
- 필요한 요소를 옮겨 이미 수행하던 활동에 적용시키는 과정
- 과제의 통합을 위해 사용하는 두 가지 도구
  - 등급화(grading)
  - 순서화(sequencing)

1. 치료적 도구(therapeutic media)

1) 손의 기능 향상을 위해 목공예를 이용
2) 재료들은 감정을 일깨우는 능력이 있는 것을 선택(젖은 점토는 어린 시절의 감정을 이끌어냄)

2. 치료적 환경

1) 인간 및 비인간적 요소 모두를 포함
2) 환경적 요소
   (1) 실내 또는 실외
   (2) 그룹 또는 개인
   (3) 병원 또는 지역사회
3) 치료적 환경의 예
   - 배경음악, 온도, 통풍, 감각 자극, 집중, 인내력, 사회성 등

3. 치료적 방법

1) 치료사의 선택
   (1) 직접개입 또는 자유방임적
   (2) 지지적 또는 요구적
   (3) 참여 또는 방관

11

활동의 동기가 자아실현인 것은?

1) 친한 친구를 따라 찰흙 공예 그룹에 들어갔다
2) 아버지로부터 인정받고 싶은 생각에 심부름을 하였다
3) 같은 지역 출신이 많은 모임에 들어가 활동을 하였다
4) 상해의 위험이 있는 스포츠보다는 종이공예를 선택하였다
5) 보다 멋있는 목공예 작품을 만들기 위해 새로운 주제를 개발하였다

문제해설

11 해설내용 참조

답 5)

활동의 동기유발(Motivation)

Explanation

1. 내적 동기(intrinsic motivation)

1) 인간은 환경을 적극적으로 탐색하거 싶은 본질적 충동을 소유
2) 독립적 수행에 대한 본질적 만족이 있음
3) 활동에 따르는 고통도 이겨낼 만큼 충분히 강함 만족감
4) 마라토너들이 체력이 소진되면서까지 계속 달리는 것
5) 삶의 주기를 통해 새로운 기술을 찾고 구함

2. Maslow의 욕구 단계(Maslow's hierarchy of needs)

단계	욕구(need)
1	• 생리적 욕구 – 음식, 물, 온도 등
2	• 안전에 대한 욕구 – 신체적 위험 없음, 정신적 안정
3	• 사랑과 소속감에 대한 욕구 – 친구, 가족, 지역사회
4	• 자존감에 대한 욕구 – 성취감, 타인으로부터의 인정 등
5	• 인지적 욕구와 미적 욕구 – 물리적 사회적 환경에 대한 인식 및 탐구 • 자아실현 – 자신의 가능성을 알고 실천 – 창조성, 재능

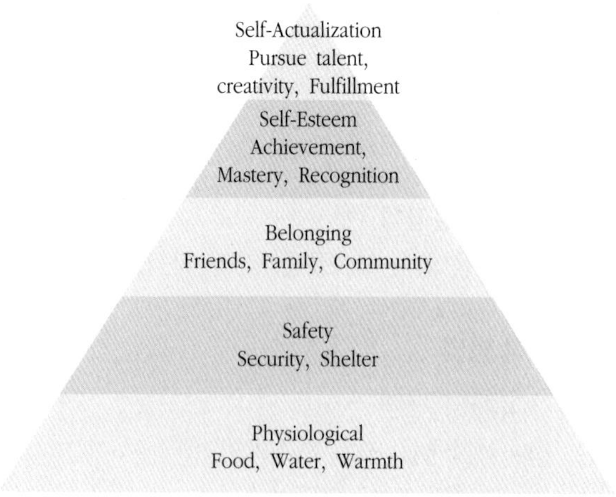

욕구 피라미드

3. 치료 시 동기 유발(motivation in therapy)

1) 환경 자극을 제공
2) 두려움을 일으키지 않을 정도의 호기심
   • 자극시킬 새로운 것 제기
3) 환경 탐색과 활동을 재수행 기회를 제공
4) 놀이 탐험을 시작하고 습득한 기술을 사용할 수 있는 시간 제공
5) 개인의 나이, 성, 문화적 배경, 교육 수준에 적합한 과제 선택
6) 낮은 수준의 욕구가 높은 수준의 욕구보다 먼저 이루어져야 함
7) 개인적 사회적으로 가치 있는 활동의 사용
8) 잠재된 재능의 사용을 허락하는 활동
9) 도전은 있으나 너무 어려워서 좌절하지 않는 과제 제공
10) 과정에 따라 과제를 등급화
    • 동기를 유지하도록 함
11) 과제를 정할 때 개인의 흥미를 고려함
12) 개인행동의 결과에 책임이 있음을 인식시킴
13) 성공했을 때를 적절한 'feedback' 제공
14) 환자 존중, 잠재성에 대한 믿음, 경청 등이 필요

16

C·H·A·P·T·E·R

정신건강 증진을 위한 운동 적성

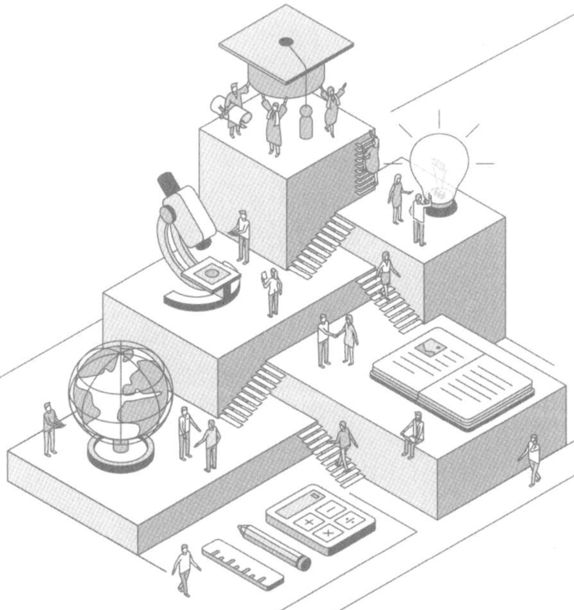

2024 OCCUPATIONAL THERAPY

예·상·문·제·풀·이

01

스트레스 해소를 위한 대처기술로 가장 적합한 것은?

1) 행동적 대처기술
2) 감정적 대처기술
3) 인지적 대처기술
4) 사회적 대처기술
5) 인지행동적 대처기술

문제해설

01 해설내용 참조

답 5)

스트레스 이완 기법들

Explanation

기법	설명
언어화	중립적이거나 지지적으로 경청을 하는 사람에게 자신의 문제를 말로 표출하게 함
유머	유머와 연관이 있는 폭소와 얼굴 표정
규칙적이고 충분한 수면	스트레스에 대처하는 데 신체를 준비시키기 위해 규칙적인 스케줄에 따라 수면을 취함
적절한 영양공급	영양가 있고 해롭지 않은 음식을 의식적으로 섭취함
유산소 운동	육체적 긴장을 완화하고 엔돌핀 분비를 증가시키는, 산소 소모를 요하는 운동이나 스포츠 활동
명상	조용하게 앉아 마음을 비우거나 정신적 활동을 조용하게 하는 정신적 활동
점진적 이완훈련	긴장을 풀기 위해 신체의 근육을 체계적으로 이완시키고 촉진시키는 방법
시각화 또는 시상	즐거운 장면이나 소중한 목표에 대해 앉거나 누워서 눈을 감고 시각화하기
요가	신장, 신체적 자세, 자각 그리고 호흡 조절을 통해 긴장을 이완시키는 신체적 그리고 영적인 훈련
태극권	안내에 따르는 움직임과 조용한 호흡을 통해 이완을 향상시키는 신체적 그리고 영적인 훈련
바이오피드백	생리적 스트레스 측정에 관한 정보의 피드백을 얻기 위해 기계를 사용함

02

치료적 운동과 긍정적 효과의 연결이 바르지 못한 것은?

1) 춤 — 감정표현이 가능하다
2) 명상기법 — 긴장을 풀어준다
3) 요가 — 신체지각을 향상시킨다
4) 산책 — 경쟁적 사고를 향상시킨다
5) 수영 — 우울, 분노 등의 감정을 줄여준다

문제해설

02 해설내용 참조

답 4)

치료적 운동의 요소

Explanation

1. 치료사의 역할

1) **치료사는 우선 신체적으로 건강해야 함**
   예) 물속에 빠진 사람을 구하기 위해
2) **안전 지침을 숙지해야 함**
   • 유능한 응급 구조자가 되어야 함
3) **치료사가 좋은 모델이 되어야 함**
   • 스스로를 활동에 참여하는 리더십을 지닌 스타일

2. 장소

1) **운동의 목적에 맞는 시설이 필요**
   • 운동장, 실내 코트, 수영장, 승마장 등
2) **실내외 상황에 따른 안전기준이 마련되어야 함**
   (1) 환기의 유지
   (2) 청결 상태 등
3) **바닥의 상태가 매우 중요함**
   • 깨끗하며 미끄럽지 않아야 함

3. 장비 및 의복

1) **특수 장비나 고가의 시설**
   • 병원 밖에서 찾을 수도 있음

2) **장비의 관리가 중요**
   - 부서지기 쉽거나 조잡한 장비는 피해야 함

3) **운동이나 스포츠에 맞는 복장**
   (1) 실내 체육관에서 달리기할 때 미끄러지거나 넘어지지 않기 위한 신발 착용
   (2) 요가 시 맨발로 실시
   (3) 가방

4) **운동 후 샤워를 위한 물품들(비누, 샴푸, 수건 등)을 넣어둠**

4. 대인관계 형성(interpersonal processes)

1) **치료사**
   (1) 사회적 상호작용의 기회를 제공
   (2) 사회적 기술 향상을 위한 활동들을 조직화
   (3) 활동 세션마다 사회적 통합을 증진
      - 개인의 자존감을 강화시킴
   (4) 소속감
      ① 팀의 일부분으로서의 소속감 제공
      ② 집단 내 협력과 정체성을 형성함
   (5) 비언어적 의사소통 기술 향상
      ① 접촉을 증가시킴
      ② 동작 또는 춤의 개발

5. 추천되는 활동들

1) **이완훈련**
   (1) 근육을 풀어주므로 긴장을 해소하는 방법
      ① 명상(meditative) 기법
         - 만트라(mantra)와 같은 형태
      ② 최면요법

2) **춤**
   (1) 자유로운 움직임
      - 감정표현의 강력한 중재물
   (2) 자발성 향상
   (3) 몸의 창조적 움직임을 통한 자아탐색 기회 제공
   (4) 비언어적 접촉
      - 의사소통 기술의 발달
   (5) 공간 활용
      - 지각 향상

3) 수영

(1) 관절염, 요통, 비만 환자에게 적합함

(2) 심리적 효과

① 우울, 분노, 불안을 감소

② 정신을 맑게 함

(3) 치료사

① 인명구조가 가능해야 함

- 인명구조시험 통과해야 함

(4) 기타

① 대중교통수단의 활용

② 옷 입기와 같은 자조활동 기술을 연습할 수 있음

4) 요가

(1) 요가는 뇌파(electroencephalogram) 변화를 초래함

(2) 정신 집중의 향상

(3) 신체에 대한 지각 향상

(4) 비경쟁적이면서 평안한 분위기

- 정신적 및 신체적 이완

5) 건강유지(keep fit)

(1) 생활체조

① 볼, 후프, 리본과 같은 소품 활용

② 발랄한 음악을 활용하기도 함

6) 워킹, 조깅, 러닝

(1) 워킹

① 가장 간단하면서도 자연스러운 운동

② 이웃을 만남

③ 자연을 즐길 수 있음

(2) 조깅과 러닝

① 가장 대중적 운동

② 돈이 들지 않음

③ 재미가 있음

03

운동을 치료적 도구로 사용할 때의 주의사항으로 부적절한 것은?

1) 다운증후군은 아탈골에 주의한다
2) 심장병, 고혈압 환자는 강한 운동을 금한다
3) 식욕부진, 거식증 환자에게는 운동을 금한다
4) 치료사는 치료적 운동에 따르는 주의사항을 숙지해야 한다
5) 'phenothiazine' 복용환자는 햇빛에 노출되는 것을 피해야 한다

문제해설

03 해설내용 참조

답 3)

운동의 주의사항

Explanation

1. 치료사

1) 치료적 운동에 따르는 많은 주의 사항을 숙지해야 함
2) 환자의 능력이 걱정될 때는 전문가들과 상의해야 함

2. 강한 운동을 금해야하는 경우

1) 심장병, 고혈압, 근골격계 질환, 골 암(bone cancer)
2) 간질(epilepsy)
3) 다운증후군
   (1) atlantoaxial instability
   (2) 아탈골(subluxation)

3. 식욕부진이나 거식증 환자

- 운동으로 체중 감소의 수단으로 사용할 수 있음

4. Phenothiazine 복용환자

1) 햇빛 노출을 피해야 함
2) 보호 의복 및 선크림 사용

04

정신과 작업치료에서 사용될 수 있는 치료적 운동과 그 효과의 연결이 가장 타당한 사례는?

1) 춤 — 간단하며 자연을 즐길 수 있다
2) 수영 — 자조활동을 훈련할 수 있다
3) 요가 — 정신적 긴장을 강화할 수 있다
4) 걷기 — 감정표현이 가능하다
5) 이완훈련 — 대중적이며 대인관계기술을 훈련할 수 있다

05

다음 중 자유로운 움직임을 만들어 감정의 표현을 하는 활동으로 비언어적 의사소통기술 개발이 특징인 활동은?

1) 춤
2) 수영
3) 요가
4) 체조
5) 조깅

06

우울, 분노, 불안을 감소시키며 정신을 맑게 하는 효과가 있으며, 특히 관절염 및 요통 환자에게 가장 적합한 운동은?

1) 댄스
2) 수영
3) 요가
4) 달리기
5) 태권도

문제해설

04 해설내용 참조

답 2)

05 해설내용 참조

답 1)

06 해설내용 참조

답 2)

치료적 운동

Explanation

이완훈련	• 근육을 풀어주므로 긴장을 해소하는 방법임 • 명상(meditative) 기법 　– 만트라(mantra)와 같은 형태 • 최면요법
춤	• 자유로운 움직임을 만듦 　– 감정표현의 강력한 중재물이 됨 • 자발성을 향상시킴 • 몸의 창조적 움직임을 통해 자아탐색의 기회를 제공함 • 비언어적 접촉이 의사소통기술을 개발함 • 공간 활용 능력이 생김 　– 지각을 향상시킴
수영	• 관절염, 요통, 비만 환자에게 적절한 활동이 됨 • 심리적 효과 　– 우울, 분노, 불안을 감소시킴 　– 정신을 맑게 함 • 치료사 　– 인명구조가 가능해야 함 　　→ 인명구조시험을 통과해야 함 • 기타 　– 대중 교통수단을 활용할 수 있음 　– 옷 입기와 같은 자조활동 기술을 연습할 수 있음
요가	• 요가는 뇌파(electroencephalogram)의 변화를 초래함 • 정신 집중을 향상시킴 • 신체에 대한 지각을 향상시킴 • 비경쟁적이면서 편안한 분위기를 만듦 　– 정신적 및 신체적 이완에 도움이 됨
생활체조	• 볼, 후프, 리본과 같은 소품을 활용함 • 발랄한 음악을 활용하기도 함
워킹	• 가장 간단하면서도 자연스러운 운동 • 이웃을 만남 • 자연을 즐길 수 있음
조깅과 러닝	• 가장 대중적 운동 • 돈이 들지 않음 • 재미가 있음

07

다음과 같은 효과를 기대할 수 있는 치료적 활동은?

- 자유로운 움직임을 통해 감정표현이 가능하다
- 창조적 움직임을 통해 자아탐색의 기회를 제공할 수 있다
- 공간활용 능력이 증가하며 지각을 향상시킬 수 있다

1) 춤
2) 요리
3) 수영
4) 요가
5) 생활체조

문제해설

07

춤	• 자유로운 움직임을 만듦
	  – 감정표현의 강력한 중재물이 됨
	• 자발성을 향상시킴
	• 몸의 창조적 움직임을 통해 자아탐색의 기회를 제공함
	• 비언어적 접촉이 의사소통기술을 개발함
	• 공간 활용 능력이 생김
	  – 지각을 향상시킴

수영	• 관절염, 요통, 비만 환자에게 적절한 활동이 됨
	• 심리적 효과
	  – 우울, 분노, 불안을 감소시킴
	  – 정신을 맑게 함
	• 치료사
	  – 인명구조가 가능해야 함
	    ◦ 인명구조시험을 통과해야 함

요가	• 요가는 뇌파(electroencephalogram)의 변화를 초래함 • 정신 집중을 향상시킴 • 신체에 대한 지각을 향상시킴 • 비경쟁적이면서 편안한 분위기를 만듦 – 정신적 및 신체적 이완에 도움이 됨

답 1)

17

C·H·A·P·T·E·R

인지 접근법

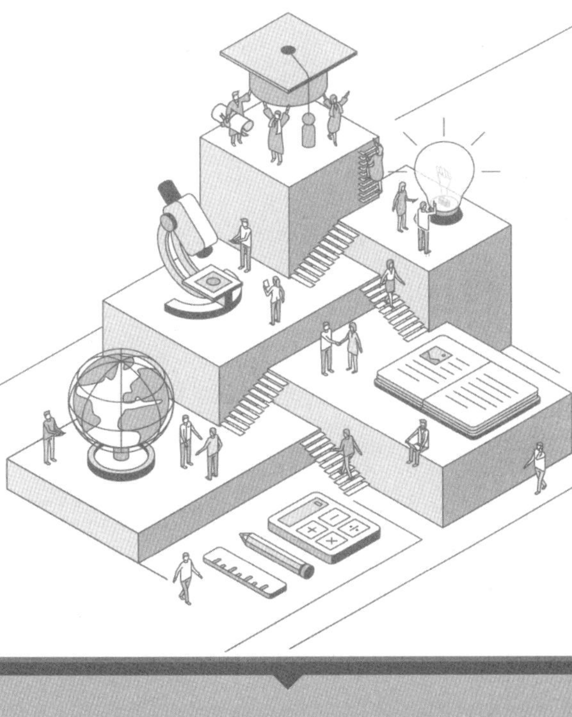

예·상·문·제·풀·이

01

인지손상 환자를 위한 치료 방법으로 가장 거리가 먼 것은?

1) 피드백의 사용
2) 과제의 등급화
3) 환자의 능동적 참여
4) 감각 입력의 최대화
5) 치료의 체계적 구성

문제해설

01 해설내용 참조

답 4)

인지손상 치료(Treatment of cognitive impairment)

Explanation

내용	• 과제의 등급화 • 적절한 피드백 • 쉽게 학습될 수 있는 내용 • 감각의 최소화 • 체계적 구성 • 환자의 능동적 참여 등
활동의 사례	• 읽기 놀이(play reading) – 집중력 향상 – 의사소통기술 향상 • 퀴즈 및 탁자 게임(quizzes and table games) – 기억력 향상 – 문제해결능력 향상 • 문제해결(problem-solving) 또는 목표계획(goal-planning)을 위한 그룹활동 • 창의적 도구(creative media)의 이용
적응(adaptation)	• 기억력 손상(memory impairment)의 경우 – 시각적 단서(visual cue)를 제공함 • 중도의 기억력 상실(mild memory loss)의 경우 – 일기 및 리스트 사용(use of lists and diaries) – 단순화 – 친구, 보호자를 통한 인지 보상

02

20세 남성은 1개월 전 교통사고로 뇌손상을 입었다. 이 남성은 최근 익숙한 물건의 사용이 가능해졌고, 글씨쓰기가 가능해졌다. 옷 입기, 목욕하기, 양치질과 같은 기본적 일상생활 활동의 수행이 가능하다. 이 남성의 알렌인지수준(ACL)은?

1) Level 2
2) Level 3
3) Level 4
4) Level 5
5) Level 6

03

다음 설명하는 Allen의 인지수준(ACL) 단계는?

> • 물건 들어올리기 및 관찰하기
> • 자연스런 동작이 나타남
> • 연필로 글씨쓰기, 컵의 사용

1) 손 행동
2) 자동적 행동
3) 자세적 행동
4) 계획된 행동
5) 목적 지향적 행동

04

다음 내용의 알렌 인지 수준(ACL) 단계는?

> • 물건을 들어 올려 관찰을 한다
> • 연필로 글씨쓰기를 하며, 컵을 사용해 물을 마신다

1) 1단계
2) 2단계
3) 3단계
4) 4단계
5) 5단계

문제해설

02 해설내용 참조

답 2)

03 해설내용 참조

답 1)

04 해설내용 참조

답 3)

05

42세의 TBI 환자는 먹고 마시기가 가능하고 의식이 있지만 제공된 자극에 몇 초간의 집중력만 있다. 또한 지남력 손상이 특징인 이 환자의 ACL 단계는?

1) 손 행동(manual action)
2) 자세적 행동(postural action)
3) 탐색 행동(exploratory actions)
4) 자동적 행동(automatic actions)
5) 목적 지향적 행동(goal-directed actions)

문제해설

05 해설내용 참조

답 4)

Allen의 인지수준 검사(ACL)

Explanation

1. 6단계로 분류

2. level 4 이하에서는 학습된 것들이 일반화되지 않음

Level 1 : 자동적 행동(automatic actions)	Level 2 : 자세적 행동(postural action)

• 의식은 있으나 주어진 자극에 몇 초간만 집중함
• 먹고 마실 수 있지만 관찰(monitering)을 필요로 함
• 24시간 간병이 필요함
• 지남력 손상
• 통증에 대해 반응
  – 소리 또는 제스처
	• 불편함에 대한 반응
	  – 자세의 조절을 통해 반응
	• 대동작의 움직임
	  – 반복하거나 따라할 수 있음
	• 의미 없는 방황
	  – 걸어다님(pacing)
	  – 서성임(wandering)
	• 환경에 대한 간헐적 지각이 나타남
	• 단시간의 집중이 있음
	  – 식사, 목욕 등을 위해 지속적인 촉진이 필요함
	• 간단한 언어지시를 수행함
	  – 느린 반응

Level 3 : 손 행동(manual action)	**Level 4 : 목적 지향적 행동(goal-directed actions)**

• 손의 사용이 가능
  – 물건 들어올리기 및 관찰하기
  – 자연스런 동작이 나타남
  – 연필로 글씨쓰기, 컵의 사용 등
  – 익숙한 물건의 사용
	• 목적 있는 활동을 함
	  – 목표 성취를 위한 단계적 수행
	• 익숙한 내용이나 과거 경험에 대한 정보
	  – 의사소통이 가능함
	    → 하지만 새로운 정보에 대해서는 무시 또는 오해

Level 3 : **손 행동**(manual action)	Level 4 : **목적 지향적 행동**(goal-directed actions)
• 기본적인 일상생활 활동의 수행 - 옷 입기, 목욕하기, 양치질하기 등 - 간단한 가사일의 수행 - 촉진(prompting)과 감독(supervision)이 필요함 • 약물 관리 및 돈 관리 - 감독이 필요함	• 단순한 업무의 반복 수행이 가능함 - 언어 떠는 문장으로 설명된 지시는 따르지 못함 • 일반화의 어려움 - 특정 상황에서 획득한 정보를 다른 상황에 일반화하지 못함 - 판단력 부재로 일어날 일에 대한 예측이 어려움
Level 5 : **탐색 행동**(exploratory actions)	Level 6 : **계획된 행동**(planned action)
• 자연스런 탐색 활동의 시작 - 시행착오를 통한 학습 • 인과관계에 대한 이해가 있음 • 새로운 것을 학습할 수 있음 - 학습된 것을 일반화시킬 수 있음 • 자조활동에 어려움이 없음 • 현재의 정보와 과거의 정보에 대한 의사소통이 가능함 • 일상이나 업무에서 나타날 수 있는 문제 - 참여, 우선순위 및 계획 짜기, 결과에 대한 이해, 개념형성, 연역적 추리 등 • 대인 상호관계 및 직업 유지가 가능 - 6단계 수준의 기능을 가지지만 만족시키지는 못함 - 실직, 이혼, 별거 등이 발생할 수 있음	• 인지적 장애가 없음 • 상적 기능을 하는 수준 - 계획하고 수행하기(cue를 사용) - 가능성에 대한 가정이 가능함 - 연역적 추리의 사용 - 시범 없이 지시를 수행함 - 미래의 활동에 참여 - 행동의 계획 및 조직화

3. 치료 목적(aim of intervention)

• 정확한 인지장애 수준을 결정하기 위해

4. 인지 수준에 맞게 환자의 기능을 최적화

1) 환자가 할 수 있는 활동(activities)을 결정
2) 방법의 결정
   (1) 시각적 및 언어적 자극(visual and verbal prompts)
   (2) 변형된 업무(adapted work tasks)
   (3) 변형된 환경(adapted environment)
   (4) 조력자들의 지지(support from care/community staff)
3) 스트레스를 피함(avoiding undue stress)
4) 적절한 상태(condition)를 정의하고 구성함(identifying & creating)

5. 지지(support) 및 교육(education)

1) level 5 이하의 환자
   • 실제 활동에 일반화할 수 없으므로 교육의 효과가 없음

06

인지장애를 지닌 환자들에게 치료적 활동을 통해 기능훈련을 하고자 한다. 그 내용을 바르게 설명한 것은?

1) 가능한 스트레스 상황을 받아들인다
2) 가능한 변형된 형태의 업무 제공을 피해야 한다
3) 수준에 맞는 적절한 스트레스도 피해야 한다
4) 환자의 수준에 맞는 변형된 환경을 제공하는 것이 바람직한다
5) 수행 성공을 위한 주변 조력자들의 지지는 가능한 피해야 한다

07

다음 중 가장 높은 수준의 인지 활동은?

1) 동전 구분하기
2) 한 달 용돈 계획하기
3) 현금 인출기 사용하기
4) 천원 단위 돈 계산하기
5) 저녁식사에 필요한 반찬 사기

문제해설

06 쉬운 성공
인지장애를 지닌 환자에게는 쉬운 성공을 위해 적절히 변형된 형태의 업무를 제공해야 한다.
답 4)

07 해설내용 참조
답 2)

인지 요소

Explanation

1. 인지와 인지통합(cognitive and cognitive integration) 요소

1) 각성수준(level of arousal)
2) 지남력(orientation)
3) 재인식(recognition)
4) 집중력(attention)
5) 활동의 시작(initiation of activity)
6) 종결(termination)
7) 기억력(memory)
8) 연속성(sequencing)
9) 분류(categorization)
10) 개념형성(concept formation)
11) 문제해결(problem solving)
12) 학습(learning)
13) 일반화(generalization)
14) 공간 조작(spatial operation)

2. 한 달 용돈 계획에 필요한 인지요소

- 집중력, 기억력, 계산, 분류 등 다양한 인지 기능이 필요함

08

다음 중 인지치료에 해당하는 것은?

1) 자기의 행동과 기분에 관한 정보를 스스로 관찰하고 기록하게 한다
2) 초기에는 환자의 행동이 목표행동과 조금만 비슷해 보여도 보상을 주다가 점점 보상받을 행동의 기준을 높임으로써 나중에는 그 목표행동을 정확하게 하도록 유도한다
3) 스티커나 동전을 제공하고 일정량이 모아지면 물건이나 특권과 교환한다
4) 특정한 자극과 함께 혐오적인 자극을 함께 제공함으로써 특정한 자극을 멀리하게 한다
5) 자극이 불안을 유발하는 강도에 따라 여러 단계를 설정하고, 낮은 단계에서 높은 단계까지 점차로 제시한다

09

다음 중 인지 치료적 접근의 내용으로 보기 어려운 사례는?

1) 치료사는 새로운 대인관계 기술을 교육한다
2) 학습이 일어나는 적절한 환경을 구성해준다
3) 활동은 긴장감이 있으며 시행착오가 있는 것들로 구성한다
4) 근심, 우울, 강박으로부터 벗어날 수 있는 활동들을 제공한다
5) 활동의 단계는 단순한 것에서 복잡한 것 순으로 진행해야 한다

문제해설

08 1) 인지치료의 자기점검 절차
2) 행동형성
3) 긍정적 강화
4) 혐오치료
5) 체계적 둔감화

답 1)

09 해설내용 참조

답 3)

Explanation

작업치료의 인지 치료적 접근법(Cognitive therapy approach to OT)

1. 작업치료사의 역할

1) **교육자 및 촉진자**(educator & facilitator) **역할**

(1) 교육자
- 새로운 기술 및 대인관계 방법을 교육

(2) 촉진자
- 학습이 일어날 수 있는 적절한 환경으로의 접근성을 향상

2) 변화를 촉진하는 활동의 사용(use of activities to facilitate change)

(1) Scheduling

① 구조화된 인터뷰(structured interview) 실시

- 환자의 과거와 현재의 흥미 파악
- 즐거운 일들이 무엇인지 파악
- 체크리스트를 사용
  - Interest checklist
  - Pleasant event schedule

② 활동 스케줄

- 즐겁고 성취감 있는 레퍼토리로 계획

(2) 등급화(activity grading)

- 단순한 것에서 복잡한 것으로 진행

(3) 작업치료와 활동

① 실패로 좌절하지 않는 활동

② 우울증 및 불안을 지닌 환자

- 성공의 체험과 능력을 발견할 수 있는 활동
- 자존감 및 긍정적 느낌을 주는 활동

(4) 전환(diversion)

① 근심, 우울, 강박적(obsessive) 사고로부터의 전환

- 활동을 통한 기분의 전환
- 즐거운 활동을 제공하므로 복잡한 사고를 지닌 환자를 전환

(5) 역할 놀이(role play)

① 주장 훈련(assertiveness training), 불안 관리(anxiety management)에 사용됨

② 특정 문제를 표현하는 즉흥적 방법으로 사용됨

③ 객관적으로 자신을 볼 수 있게 함

3) 치료 시 이미지 사용(use of image)

(1) 이미지 유도 테크닉(guided imagery technique)

① 이미지 재구성을 통해 인지 구조의 재구성

예 상상으로 자신을 타인이라고 생각하게 함

(2) 창조적 도구의 이용(use of creative media)

① 미술(art), 흙 놀이(clay), 드라마(drama) 등을 이용

② 시각적 효과

- 오랫동안 기억됨

10

인지장애가 있는 여성이 우유 따르기, 샌드위치 만들기 등의 활동 시 냉장고 안에 있는 물건을 쉽게 찾을 수 있게 하기 위한 치료로 가장 타당한 중재방안은?

1) 라벨로 분류해준다
2) 언어적 지시를 준다
3) 신체적 도움을 준다
4) 전 과정에 도움을 제공한다
5) 대부분의 수행 시 직접 도움을 준다

문제해설

10 쉽게 재료들을 구별할 수 있도록 라벨을 이용하는 것이 바람직하다.

답 1)

18

C·H·A·P·T·E·R

그룹 활동

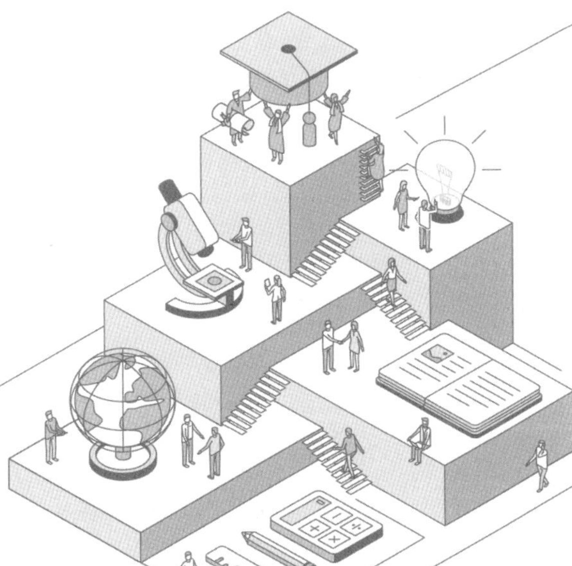

예·상·문·제·풀·이

01

그룹 역동(group dynamic)에 대한 설명으로 적절한 것은?

1) 그룹 활동은 환자의 초기 치료 단계에서 이루어지는 프로그램이다
2) 그룹 치료는 증상이 심한 환자(공격행동, 환각행동)에게 도움이 된다
3) 리더는 그룹 내 상호작용을 도모하기 위해 비언어적 의사소통의 사용은 최소화해야 한다
4) 그룹 기술의 발달 중 가장 기초가 되는 기술은 평행 단계로서 타인과 한 공간에서 각자의 활동을 할 수 있는 그룹 기술을 말한다
5) 그룹 역동이 잘 발휘되기 위해서는 그룹 내 구성원간의 의사소통보다는 리더가 중심이 되어 모든 상황을 중재하고 대화를 이끄는 형태가 가장 추천할 만하다

02

다음 내용의 치료는 무엇인가?

- 개인의 내면세계를 탐색한다
- 그림 그리기, 핑거페인팅 등의 미술치료가 포함된다

1) projection group
2) reality orientation
3) cognitive training
4) sensory stimulation
5) anxiety manangement

문제해설

01 리더가 모든 중재의 중요 역할을 하는 리더 중재 그룹보다 그룹 내 구성원이 모두 쌍방향 대화가 이루어지는 그룹 내 상호작용 형태가 가장 추천될 만하다. 그룹 상호작용 기술의 발달은 평행단계에서 투사단계, 자기중심적인 협조단계, 협조단계, 성숙단계 순으로 발달한다.

답 4)

02 projection group

- 목적
  - 개인의 내면세계를 탐색하기 위해
  - 개인의 내적 갈등을 찾기 위해
- 미술치료(art therapy)
  - 핑거페인팅, 그림 그리기, 조각 등으로 자유로운 창조 제공

답 1)

03

다음 변화를 촉진하는 활동으로 가장 타당한 치료법은?

- 특정 문제를 표현하는 즉흥적 방법으로 사용된다
- 객관적으로 자신을 볼 수 있게 한다
- 주장훈련, 불안관리에 사용된다

1) 전환
2) 등급화
3) 역할 놀이
4) Scheduling
5) 토큰 경제 훈련

문제해설

03 해설내용 참조

답 3)

변화를 촉진하는 활동의 사용(Use of activities to facilitate change)

Explanation

1. Scheduling

1) 구조화된 인터뷰(structured interview) 실시
   (1) 환자의 과거와 현재의 흥미 파악
   (2) 즐거운 일들이 무엇인지 파악
   (3) 체크리스트를 사용
      ① Interest checklist
      ② Pleasant event schedule
2) 활동 스케줄 : 즐겁고 성취감 있는 레퍼토리로 계획

2. 등급화(activity grading)

- 단순한 것에서 복잡한 것으로 진행

3. 작업치료와 활동

1) 실패로 좌절하지 않는 활동
2) 우울증 및 불안을 지닌 환자
   (1) 성공의 체험과 능력을 발견할 수 있는 활동
   (2) 자존감 및 긍정적 느낌을 주는 활동

4. 전환(diversion)

1) 근심, 우울, 강박적(obsessive) 사고로부터 전환

(1) 활동을 통한 기분의 전환

(2) 즐거운 활동을 제공하므로 복잡한 사고를 지닌 환자를 전환

5. 역할 놀이(role play)

1) 주장 훈련(assertiveness training), 불안 관리(anxiety management)에 사용됨
2) 특정 문제를 표현하는 즉흥적 방법으로 사용됨
3) 객관적으로 자신을 볼 수 있게 함

04

그룹치료(group-work)의 대상으로 부적절한 대상에 해당하는 사례는?

1) 1 : 1 작업의 친밀감을 두려워하는 경우
2) 사회적 상호작용 및 관계에 문제가 있는 경우
3) 긍정적 조언이나 지지를 제공할 사람이 없는 경우
4) 지나치게 자아에 빠져있어 타인의 필요성을 인식 못할 경우
5) 그룹 내 구성원들과 상호작용을 할 수 있는 인식과 기술이 있는 경우

문제해설

04 해설내용 참조

답 4)

그룹치료와 개별치료(Group versus individual treatment)

Explanation

1. 그룹치료(group-work)에 적절한 대상

1) 그룹 내 구성원들과 상호작용을 할 수 있는 인식과 기술이 있는 환자
2) 사회적 상호작용 및 관계에 문제가 있는 환자
3) 고립감을 느끼며 긍정적 조언이나 지지를 제공할 사람이 없는 경우
4) 1 : 1 작업의 친밀감을 두려워하는 환자

2. 그룹치료(group-work)에 부적절한 대상

1) 그룹에 속하기를 두려워하며 타인과의 관계가 불가능한 경우
2) ‘그룹치료’ 참여에 동기부여가 일어나지 않는 경우
3) 지나치게 자아에 빠져있어 타인의 필요성을 인식 못하는 경우
4) 급성기 환자 또는 공격성을 지닌 환자

05

정신과 그룹치료 중 '수박씨 멀리 뱉기' 게임을 실시하고 있을 때 K씨는 적응하지 못하고 나가버렸다. K씨에게 적절한 활동 형태는?

1) group play
2) solitary play
3) creative play
4) parallel play
5) cooperative play

문제해설

05 해설내용 참조

답 4)

평행놀이와 그룹활동

Explanation

1. Parallel Play

1) 심리발달의 개념에서 시작됨
2) 교류 없이 옆에서 노는(playing side by side) 아동을 의미함
3) 2~3세 아동들에게 나타남
   (1) 더 어린 아동들의 경우 혼자 노는 경향을 지님
      • 단독놀이(solitary play)
   (2) 나이가 더 많은 아동들은 다른 아동들과 교류하며 놀이를 함
      • 협동놀이(cooperative play)

2. 그룹의 종류(types of groups)

1) **활동 그룹**(activity groups)
   (1) 과제 그룹(task group)
      ① 기술 발달(develop skills)이 목표
      ② 최종 생산물과 개인이 포커스가 됨(orientated)
      ③ 수공예 그룹(craft group), 작업 그룹(work group), 생활 기술(life skill) 그룹 등
   (2) 사회 그룹(social group)
      ① 사회적 관계를 촉진하는 그룹(encourage social interaction)
      ② 스포츠 그룹, 게임 그룹, 퀴즈 그룹, 에어로빅 그룹, 댄스 등
2) **지지그룹**(support groups)
   (1) 의사소통 및 심리치료(communication and psychotherapy)에 초점을 둠
   (2) 그룹 프로세스(group process)를 강조
      ① 의사소통 그룹(communication group)
         • 서로의 경험을 공유함

• 서로를 지지(support)해 줌

② 토론 그룹(discussion group)

• 사회기술 훈련(social skill training)

③ 심리치료 그룹(psychotherapy group)

• ‘insight’ 획득을 도와줌

• 자신의 감정을 탐색하도록 도와줌

3. 접근법에 따른 종류(approach to group-work)

1) directive group

(1) 대상 : 기능이 저하된 정신과 환자

(2) 목적

① 자조활동의 증진

② 업무 수행(task performance)의 증진

③ 기본 상호작용(basic interaction)의 증진

(3) 내용

① 그룹의 리더가 직접 관여(directive)

② 활동의 특정 부분을 촉진함(encourage)

2) **기능적 그룹**(functional group)

(1) 목적

① 작업행동(occupational behavior)의 향상

• 일, 놀이, 자조활동의 참여를 증진

(2) 내용

① 자조활동(self-maintenance tasks)

• 목적을 가지고 자발적인 참여를 유도함

• 스스로 시작하여 자발적 참여를 유도함

② 리더는 최대의 참여를 촉진함

3) **발달 그룹**(developmental group)

(1) 대인관계 기술(interaction skills) 발달 5단계 그룹

① 평행 그룹(parallel group)

② 프로젝트 그룹(project group)

③ 자기중심 협동 그룹(egocentric cooperative group)

④ 협동 그룹(cooperative group)

⑤ 성숙 그룹(mature group)

(2) 내용

① 특정 업무 및 사회적 활동을 실시함

② 그룹 구성원들의 기술이 향상하도록 격려함

4) **정신역동 커뮤니케이션 그룹**(psychodynamic communication group)
   (1) 활동을 통해 각 개인의 생각과 감정을 표현하도록 도움
   (2) 서로 나누고 공유함을 통해 상호교류를 발생함
      • 자기장점(egostrengthening), 현실감(reality testing), 소속감 등

5) **프로젝트 그룹**(projective group)
   (1) 목적
      ① 개인의 내면세계를 탐색하기 위해
      ② 개인의 내적 갈등을 찾기 위해
   (2) 미술치료(art therapy)
      • 핑거페인팅, 그림 그리기, 조각 등으로 자유로운 창조 제공

06

그룹기술의 발달단계가 바르게 나열된 것은?

가. 자기중심적인 협동단계
나. 협동단계
다. 투사단계
라. 평행단계

1) 가－나－라－다
2) 가－다－라－나
3) 다－가－라－나
4) 라－가－다－나
5) 라－다－가－나

07

사회 상호작용(social interaction) 기술의 정의로 가장 적합한 적은?

1) 사회적 성취를 말한다
2) 개인의 대처 능력을 말한다
3) 다른 사람과 함께 어울리는 기술이다
4) 두 사람 사이의 물리적 관계를 말한다
5) 문화 속에서의 자아개념 및 자아형성을 말한다

문제해설

06
• 평행 : 18개월~
• 투사 : 2세~
• 자기중심 협동 : 5세~
• 협동 : 9세~

답 5)

07 사회 상호작용(social interaction)
• 사회적 상황과 치료적 환경에 참여하고 다른 사람과 함께 어울리는 기술을 포함
  – 다른 사람의 요구와 자신의 요구를 어떻게 타협하는가를 의미함

답 3)

08

다음과 같은 그룹 구성원 역할은?

> 다른 아이디어로 명시된 관계들 안에서 보인 것에 의해 합의된 아이디어를 얻어낸다

1) 조력자
2) 지향주의자
3) 고심하는 자
4) 정보 제공자
5) 활력을 주는 자

문제해설

08 그룹구성원의 역할 – 조력자

다른 아이디어로 명시된 관계들 안에서 보인 것에 의해 합의된 아이디어를 얻어낸다.

예) 만약 티셔츠 유행이 학생들의 반응에 의해 유행이 지났다고 한다면 관대하게 받아들이자고 한다.

답 1)

09

창조적 활동의 효과로 보기 어려운 것은?

1) 동기유발을 증가시킨다
2) 학습의 향상을 초래한다
3) 공상의 기회를 제공한다
4) 자기표현을 가능하게 한다
5) 만족감과 자존감을 증진시킨다

09 창조적 활동의 가치 (value of creative activities)

- 동기유발(motivation)을 증가시킴
- 학습의 향상(enhancing learning)을 초래함
- 만족감과 자존감(satisfaction and self-esteem)을 증진시킴
- 자기표현(self-expression)을 가능하게 함
- 프로젝션을 촉진함(facilitating projection)
- 승화(sublimation)의 기회를 제공함

답 3)

Explanation 창조적 표현을 증가시키는 조건들

1. 자극이 있는 환경 제공
2. 주제가 있는 활동의 제공
3. 재료와 도구(material and equipment)의 용이성
4. 모방(copy)할 수 있거나 성취하기 어려울 정도의 수준 높은 아이템(item)은 피함
5. 활동을 성공적으로 수행할 수 있도록 정보 및 지침(information & instruction) 제공
6. 세션(session)의 포커스는 최종 결과물이 아닌 창조과정(creative process)
7. 자신의 페이스(pace)를 유지하며 수행할 수 있도록 충분한 시간을 제공함
8. 환자의 작품 완성도 또는 기술과 관계없이 모든 작품을 존중해 주어야 함
9. 방해받지 않는 환경과 자유로운 환경이 제공되어야 함

10

사회성 향상을 위한 행동적 접근방법으로 옳은 것은?

1) 그룹 구성원들의 사회적 기술향상을 위해 격려가 필요하다
2) 그룹 리더자는 구성원들의 솔직한 감정표현을 억제시켜야 한다
3) 평행그룹(parallel group)은 협동그룹 후 시작하는 것이 바람직하다
4) 흥분된 환자를 치료할 때는 안전을 위해 문을 닫는 것이 바람직하다
5) 사회성 발달을 위해 협동그룹을 프로젝트 그룹보다 먼저 실시해야 한다

문제해설

10 해설내용 참조

답 1)

그룹치료

Explanation

1. 그룹워크의 접근법(approach to group-work)

1) directive group

(1) 대상

• 기능이 저하된 정신과 환자

(2) 목적

① 자조활동의 증진

② 업무 수행(task performance)의 증진

③ 기본 상호작용(basic interaction)의 증진

(3) 내용

① 그룹의 리더가 직접 관여(directive)

② 활동의 특정 부분을 촉진함(encourage)

2) **기능적 그룹**(functional group)

(1) 목적

① 작업행동(occupational behavior)의 향상

• 일, 놀이, 자조활동의 참여를 증진

(2) 내용

① 자조활동(self-maintenance tasks)

• 목적을 가지고 자발적인 참여를 유도

• 스스로 시작하여 자발적 참여를 유도

② 리더는 최대의 참여를 촉진함

3) **발달 그룹**(developmental group)

(1) 대인관계 기술(interaction skills) 발달 5단계 그룹

① 평행 그룹(parallel group)

② 프로젝트 그룹(project group)

③ 자기중심 협동 그룹(egocentric cooperative group)

④ 협동 그룹(cooperative group)

⑤ 성숙 그룹(mature group)

(2) 내용

① 특정 업무 및 사회적 활동을 실시

② 그룹 구성원들의 기술이 향상하도록 격려함

4) **정신역동 커뮤니케이션 그룹**(psychodynamic communication group)

(1) 활동을 통해 각 개인의 생각과 감정을 표현하도록 도움

(2) 서로 나누고 공유함을 통해 상호교류 발생

• 자기장점(egostrengthening), 현실감(reality testing), 소속감 등

5) **프로젝트 그룹**(projective group)

(1) 목적

① 개인의 내면세계를 탐색하기 위해

② 개인의 내적 갈등을 찾기 위해

(2) 미술치료(art therapy)

• 핑거페인팅, 그림 그리기, 조각 등으로 자유로운 창조 제공

2. 그룹치료와 개별치료(group versus individual treatment)

1) 그룹치료(group-work)에 적절한 대상

(1) 그룹 내 구성원들과 상호작용을 할 수 있는 인식과 기술이 있는 환자

(2) 사회적 상호작용 및 관계에 문제가 있는 환자

(3) 고립감을 느끼며 긍정적 조언이나 지지를 제공할 사람이 없는 경우

(4) 1 : 1 작업의 친밀감을 두려워하는 환자

2) 그룹치료(group-work)에 부적절한 대상

(1) 그룹에 속하기를 두려워하며 타인과의 관계가 불가능한 경우

(2) 'group-work' 참여에 동기부여가 일어나지 않는 경우

(3) 지나치게 자아에 빠져있어 타인의 필요성을 인식 못하는 경우

(4) 급성기 환자 또는 공격성을 지닌 환자

(5) 자신을 통제하지 못하는 환자

(6) 그룹에 지나치게 회피적이고 복잡함을 느끼는 경우
예) 성폭행 등

3) **그룹치료(group-work)가 시간이 많이 소비되는 이유**
(1) 개별 치료의 경우는 30분 정도 소요
• 그룹의 경우 1시간 30분 이상 소요
(2) 그룹 리더의 참여, 토론, 평가 등에 추가의 시간이 필요
(3) 구성원 자신들의 개인적 평가와 기록을 위한 시간이 필요

3. 그룹치료(group-work)의 적절한 대상

1) 그룹 내 구성원들과 상호작용을 할 수 있는 인식과 기술이 있는 환자
2) 사회적 상호작용 및 관계에 문제가 있는 환자
3) 고립감을 느끼며 긍정적 조언이나 지지를 제공할 사람이 없는 환자
4) 1 : 1 작업의 친밀감을 두려워하는 환자

11

창조적 표현을 증가시키는 조건의 내용으로 옳은 것은?

1) 자극이 없는 환경을 제공한다
2) 주제가 있는 활동을 제공한다
3) 성취하기 힘든 높은 수준의 아이템에 도전한다
4) 활동을 성공적으로 수행할 수 있도록 정보를 제공하지 않는다
5) 자신의 페이스를 유지하며 수행할 수 있도록 가능한 짧은 시간을 제공한다

12

다른 사람과 상호작용이 가장 많은 활동은?

1) 바느질
2) 가죽공예
3) 역할놀이
4) 구슬공예
5) 손가락그림

문제해설

11 창조적 표현을 증가시키는 조건들
• 자극이 있는 환경 제공
• 주제가 있는 활동의 제공
• 재료와 도구(material and equipment)의 용이성
• 모방(copy)할 수 있거나 성취하기 어려울 정도의 수준 높은 아이템(item)은 피함

답 2)

12 역할놀이
• 학령전기 시기 놀이의 특징
• 부모 역할, 힘센 어른이나 의사 역할, 무서운 괴물 역할을 흉내
  – 권위자에게 익숙해지고 극복하려는 의미
• 놀이를 관찰해보면 현실과 환상을 구별하기 시작함을 알 수 있음
• 다른 존재가 되어 노는 것은 실제 인생을 시험해보는 것
• 소아들은 각자가 꽤 자율적인 고유 행동을 함
• 서로가 반응 협동하며 놀이를 함

답 3)

13

다음은 치매 환자의 집단 활동에 대한 내용이다. 이 집단의 단계는?

- 사회적 행동을 습득한다
- 타인의 감정을 예측한다
- 협력, 경쟁 게임 활동이 포함된다
- 진행자는 중재자 역할을 한다

1) 1단계 : 평행집단
2) 2단계 : 과제집단
3) 3단계 : 자기중심적 협력집단
4) 4단계 : 협력집단
5) 5단계 : 성숙집단

14

그룹 치료에 참여할 수 있는 정신과 환자의 사례로 가장 타당한 것은?

1) 고립감을 느끼는 환자
2) 타인과의 관계가 불가능한 환자
3) 자신을 통제하기 어려운 환자
4) 그룹에 속하기를 두려워하는 환자
5) 타인의 필요성을 인식 못하는 환자

문제해설

13 3단계 자기중심적 협력집단에 대한 설명으로 구성원간의 직접 교류를 통하여 경쟁의 게임활동을 주로 한다.

답 3)

14 그룹치료의 대상

- 그룹치료(group-work)에 적절한 대상
  - 그룹 내 구성원들과 상호작용을 할 수 있는 인식과 기술이 있는 환자
  - 사회적 상호작용 및 관계에 문제가 있는 환자
  - 고립감을 느끼며 긍정적 조언이나 지지를 제공할 사람이 없는 경우
  - 1 : 1 작업의 친밀감을 두려워하는 환자
- 그룹치료(group-work)에 부적절한 대상
  - 그룹에 속하기를 두려워하며 타인과의 관계가 불가능한 경우
  - '그룹치료' 참여에 동기부여가 일어나지 않는 경우
  - 지나치게 자아에 빠져있어 타인의 필요성을 인식 못하는 경우
  - 급성기 환자 또는 공격성을 지닌 환자
  - 자신을 통제하지 못하는 환자
  - 그룹에 지나친 회피를 보이고 복잡함을 느끼는 환자

답 1)

OCCUPATIONAL THERAPY

19

C·H·A·P·T·E·R

창조적 활동

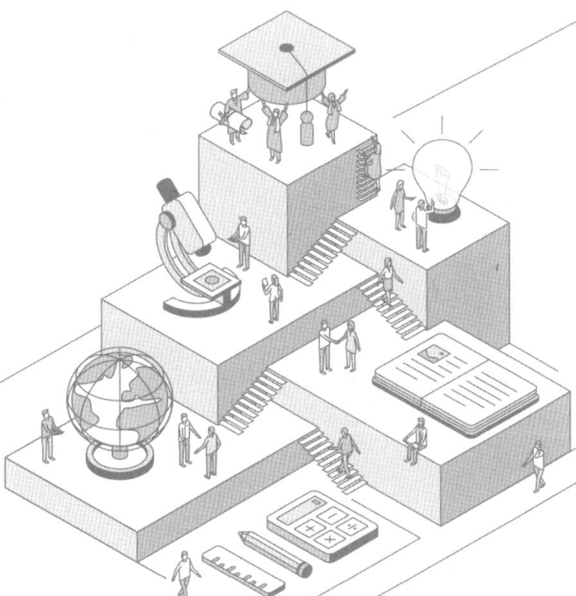

예·상·문·제·풀·이

01

창조성을 감소시킬 수 있는 사례에 해당하는 것은?

1) 자극이 다양한 환경을 제공한다
2) 재료는 쉽게 사용할 수 있어야 한다
3) 모방이 어려운 자극물로 창조성을 극대화한다
4) 작품의 내용이 관계없는 것이라도 모든 작품들을 존중해준다
5) 다른 사람과 작품을 비교하는 일은 가능하면 피하도록 한다

문제해설

01 해설내용 참조

답 3)

Explanation

창조성을 증가시키는 조건들

1. 자극이 있는 환경 제공

- 보고 만질 수 있는 다양함과 흥미로움 제공

예 말린 꽃, 그림, 사진, 조개, 직물 등

2. 주제가 있는 활동의 제공

1) 창의적인 글쓰기(creative writing)같은 주제를 가진 활동
2) 환자는 많은 사고(brainstorming)를 하게 됨

3. 재료와 도구(material and equipment)의 용이성

- 좋은 질을 가지고 있으며 쉽게 이용할 수 있어야 함

예 찰흙, 주걱, 물, 수건 등

4. 모방(copy)할 수 있거나 성취하기 어려울 정도의 수준 높은 아이템(item)은 피함

예 엽서, 그림 등을 모방

5. 활동을 성공적으로 수행할 수 있도록 정보 및 지침(information & instruction) 제공

예 찰흙에 기포가 생기지 않도록 반죽해야 함

6. 세션(session)의 포커스는 최종 결과물이 아닌 창조과정(creative process)

1) 다른 사람과의 작품 비교를 피함
   (1) 잘 수행된 특정 부분에 대한 칭찬을 피함
   (2) 단지 활동의 참여와 수행을 칭찬함

7. 자신의 페이스(pace)를 유지하며 수행할 수 있도록 충분한 시간을 제공함

- 미완성이거나 환자가 연습을 더 원할 경우 기회를 제공해 줌

8. 환자의 작품 완성도 또는 기술과 관계없이 모든 작품을 존중해 주어야 함

9. 방해받지 않는 환경과 자유로운 환경이 제공되어야 함

02

다음 중 창조적 활동의 결과로 가장 타당한 것은?

1) 의존성이 증가한다
2) 원시방어기제가 증가한다
3) 프로젝션(projection)이 증가한다
4) 실패에 대한 경험과 두려움이 증가한다
5) 기억력과 계산능력이 증가하지만 문제해결 능력은 저하된다

03

다음 중 창조성이(creativity)이 촉진되는 환경으로 가장 타당한 것은?

1) 시각자극이 적은 환경
2) 모방하기 어려운 환경
3) 최종 결과물이 강조되는 환경
4) 충분한 시간이 제공되는 환경
5) 작품의 완성도가 높으며 다양한 기술들이 요구되는 환경

문제해설

02 창조적 활동의 가치 (Value of Creative Activities)

- 동기유발(motivation)을 증가시킴
- 학습의 향상(enhancing learning)을 초래함
- 만족감과 자존감(satisfaction and self-esteem)을 증진시킴
- 자기표현(self-expression)을 가능하게 함
- 프로젝션을 촉진함(facilitating projection)
- 승화(sublimation)의 기회를 제공함

답 3)

03 창조성이 증기되는 환경은 다양한 자극이 있고 모방이 가능하며, 결과물에 대한 평가와 비교가 없는 환경이다. 작품의 완성된 기술과 관계없는 모든 결과물이 존중되는 환경이 창조성이 증진되는 환경이다.

답 4)

04

창조적 표현을 증가시키는 상황에 해당하는 것은?

1) 자극을 최소로한 환경
2) 주제가 없는 활동 제공
3) 모방하기 쉽고 성취하기 어려운 활동
4) 활동의 목적이 최종 결과물을 만드는 활동
5) 방해 받지 않는 환경과 자유로운 환경 제공

05

창조적 특성을 지닌 사람들의 공통점은?

1) 지능이 낮다
2) 문제 해결 능력이 낮다
3) 예술 분야 관련 지적 능력이 낮다
4) 특정 영역에서 새로운 것을 잘 만들어 낸다
5) 다양한 생각보다는 단순하고 논리적인 사고가 많다

문제해설

04 자극이 있는 활동, 주제가 있는 활동, 모방하기 어려운 활동, 성취하기 쉬운 활동, 최종 결과물이 아닌 창조적 과정이 있는 활동이 창조적 표현을 증가시킬 수 있다.

답 5)

05 창조적인 사람들은 지능이 높으며, 문제 해결 능력이 우수하며, 예술 관련 분야에 대한 지능이 좋다. 또한 다양한 아이디어를 만드는 능력을 지녔다.

답 4)

20

C·H·A·P·T·E·R

놀이 치료

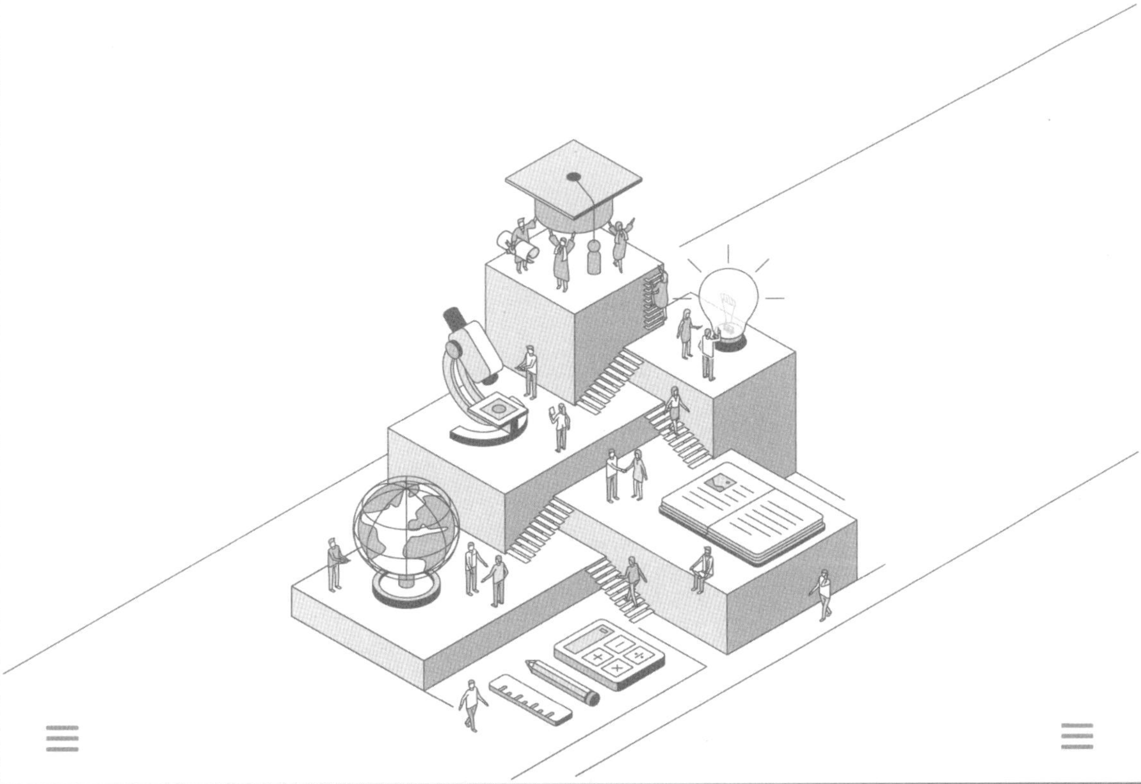

예·상·문·제·풀·이

01

놀이에 대한 설명으로 가장 타당한 내용은?

1) 활동을 통해 긴장을 증가시킨다
2) 무의식 및 의식의 갈등을 내재화 한다
3) 1 : 1 놀이는 인간관계 기술을 향상시킨다
4) 도전적 경험을 통해 자신감과 자아상을 학습할 수 있다
5) 발달적 측면에서 놀이와 언어를 학습하는 것은 중요하다

02

다음과 같은 목적의 놀이치료가 가장 타당한 사례는?

> 치료를 받지 못하면 평생 상처로 남을 수 있으므로 외상적 경험과 감정들을 놀이를 통해 해결하도록 돕는다

1) 이혼 가정의 아동
2) 성적 학대를 받은 아동
3) 별거 중인 가정의 아동
4) 급성 질환으로 입원한 아동
5) 만성 질환으로 입원한 아동

문제해설

01 대인관계기술

대인관계기술을 향상시키기 위해서는 참여인원을 늘려가야 한다.

답 5)

02

입원 중인 아동	• 놀이 치료 – 두려움을 표현하는 데 사용함 – 복잡한 치료 과정을 설명하는 데 사용함 • 만성적 질환을 가진 아동 – 만족감을 얻을 수 있는 활동에 노출하므로 좌절감을 표현해줌 • 아동의 감정적 조절을 통해 장애 극복을 도울 수 있음
별거 또는 이혼가정의 아동	• 좌절감에 대해 의사소통을 하므로 보살핌을 제공함 • 잘 적응할 수 있도록 도움을 제공함
육체적 또는 성적 학대를 받던 아동	• 치료받지 못하면 평생 상처로 남을 수 있음 • 외상적 경험 및 관련된 감정들을 놀이를 통해 해결하는 것이 필요함
가족과 사별한 아동	• 보통 주위로부터 과잉보호가 이루어짐 • 놀이 치료는 적응하는데 도움을 제공함

답 2)

03

다양한 작업과 그 내용의 연결이 바르지 못한 것은?

1) 춤 — 감정을 표현하므로 투사의 기능을 함
2) 이완요법 — 근육을 풀어주므로 긴장을 해소함
3) 수영 — 우울, 분노 등의 감정을 해소할 수 있음
4) 요가 — 비경쟁적이며 정신집중을 향상할 수 있음
5) 찰흙놀이 — 창작물을 만들 수 있어 창조성을 증가시킬 수 있음

04

아동에게 사용되는 치료적 놀이의 긍정적 효과로 보기 어려운 것은?

1) 아동의 발달을 촉진한다
2) 대인관계 형성을 돕는다
3) 자아의식 발전을 돕는다
4) 긴장과 분노를 해소시킨다
5) 문제 행동과 과잉 행동을 감소시킨다

문제해설

03 춤
승화의 기능을 함
답 1)

04 해설내용 참조
답 5)

놀이(Play)

Explanation

- 아동의 정서 및 행동의 이해
  - 발달적 측면에서의 놀이와 언어를 학습하는 것이 중요함

1. 놀이의 치료적 가치

1) 놀이를 통한 전반적인 아동 발달
2) 타인과의 관계 형성
3) 자신의 문제를 해결할 기회 제공
4) 자아의식과 동일시 형성
5) 자신의 능력에 대한 자신감을 형성
6) 긍정적 자아 탐색

2. 치료적 도구로서의 놀이

1) 작업치료사는 치료적 놀이를 통해 아이들의 기능 수준을 향상시킴
   - 치료적 기법과 놀이를 이용
2) 활동을 통해 아동은 긴장과 분노를 풀 수 있음
   - 상징적 놀이의 사용
3) 무의식적/의식적 요구 및 갈등을 놀이를 통해 표출할 수 있음
   (1) 두려움, 환상 등을 표현
   (2) 치료사는 이런 활동을 해석
      - 아동의 'insight'를 볼 수 있음

3. 인간관계 기술의 향상

1) 놀이치료 그룹에서는 사회적 기술을 훈련할 수 있음
2) 새로운 기술의 개발이 가능함
3) 사회적으로 수용되는 방법으로 기본적 욕구를 승화시키는 법을 학습함

4. 자신감과 긍정적 자아상 학습

- 인정을 통한 긍정적 경험을 통해

05

상징놀이를 이용하여 내적 세계를 표현하도록 하였다. 사용된 치료는?

1) 관계 치료
2) 발달 치료
3) 지시적 치료
4) 비지시적 치료
5) 정신분석적 치료

문제해설

05 정신분석적(psychodynamic) 치료
- 치료자는 아이의 무의식적 두려움과 방어를 다룸
- 치료목적
  - 과거의 갈등과 요구들을 다시 조율함
- 정서적 발달을 정상적 단계로 유도하는 치료
  - 고착된 수준으로부터 자신의 연령 수준까지 높여가도록 도움을 제공함
- 평소 표현하지 못했던 것들을 표현하고 경험하게 함
  - 스스로 자각하게 되며 그런 경험을 통해 관계의 성숙이 이루어짐
- '상징놀이'를 사용함
  - 무의식의 표현 도구(material)로 사용됨
  - 내적 세계의 표현이 이루어짐
  - 아동이 'insight'를 획득하게 됨
- '역할 전환'을 사용함
  - 자신의 생애에 있어 중요한 인물이 되어봄
  - 실제로 역할을 수행함 : 연극
    → 자신이 가지고 있던 두려움과 갈등들을 극복하기 위해

답 5)

6

V·O·L·U·M·E

2024

합격 선배들의 맥 one pick!

퍼시픽 작업치료사 국시대비 문제집

OCCUPATIONAL THERAPY

정신과작업치료

발 행 2024년 4월 30일

편저자 작업치료 국시연구회
발행인 이 웅 현
발행처 **퍼시픽북스**
서울시 중구 충무로 29 아시아미디어타워 501호
TEL. 02-2272-7766(代) / FAX. 02-2272-7166
E-mail : papu77@daum.net

ISBN 979-11-6375-462-6

정가 Volume 6 **16,000원**